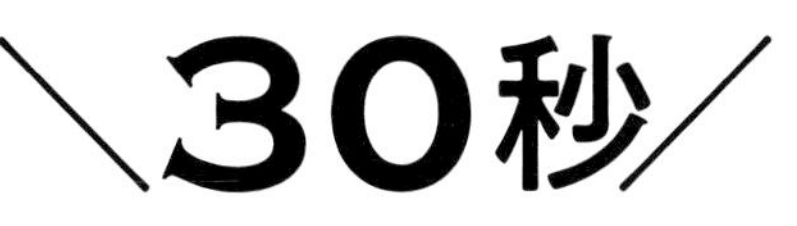

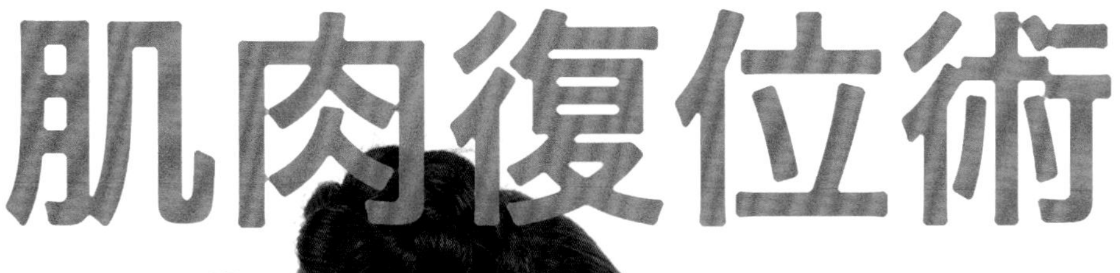

30秒肌肉復位術

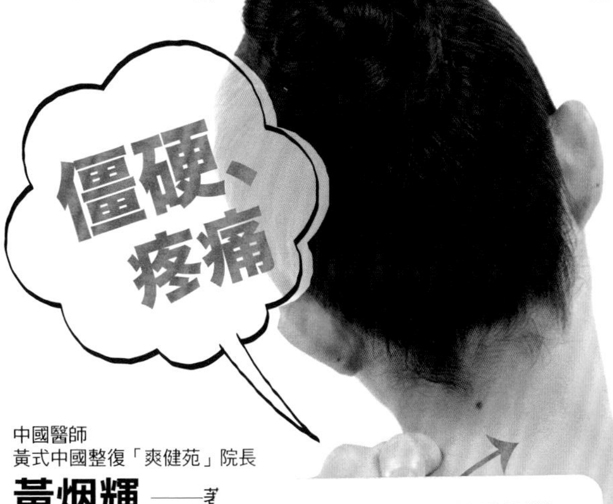

瞬間消解

中國醫師
黃式中國整復「爽健苑」院長
黃烟輝 ——著

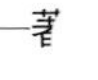

的全貌！

拉動肌肉

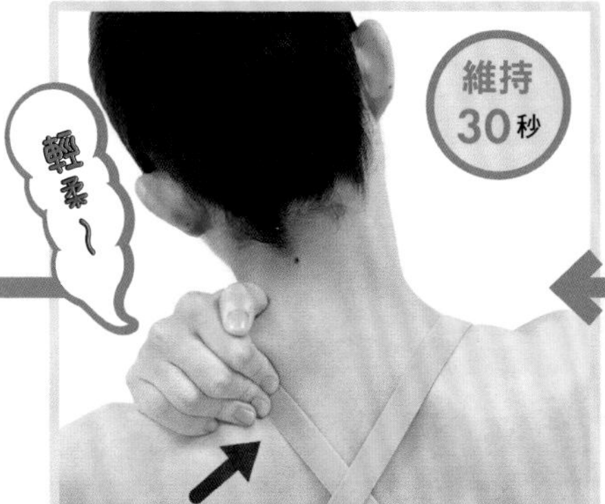

檢查

往被拉扯的反方向輕柔拉動肌肉，僵硬和疼痛逐漸舒緩。

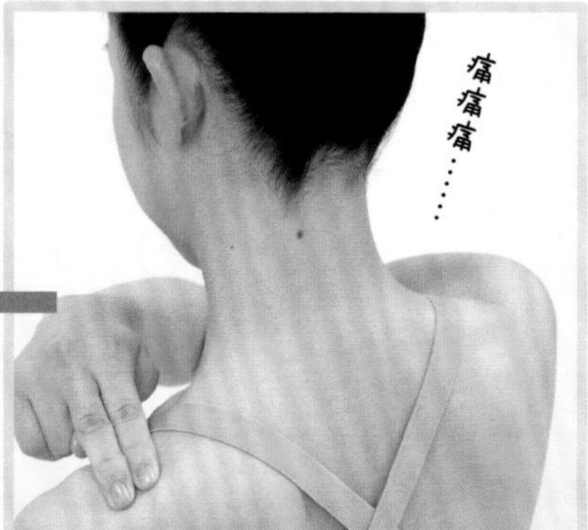

有僵硬或疼痛現象時，肌肉因為遭到拉扯而緊繃，進而變得硬梆梆。

比按摩推拿還要簡單又厲害

這就是肌肉復位術

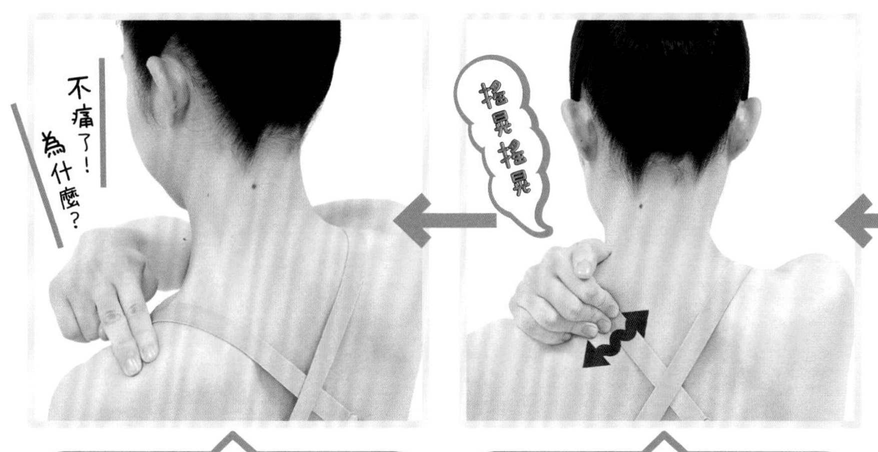

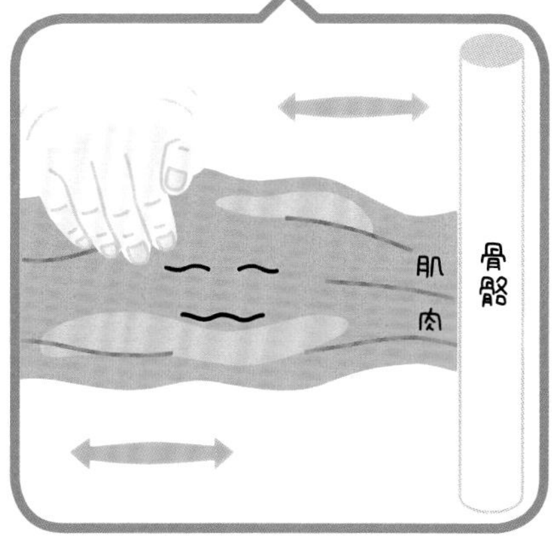

血液流動順暢，溫和地帶走致痛物質和疲勞物質。

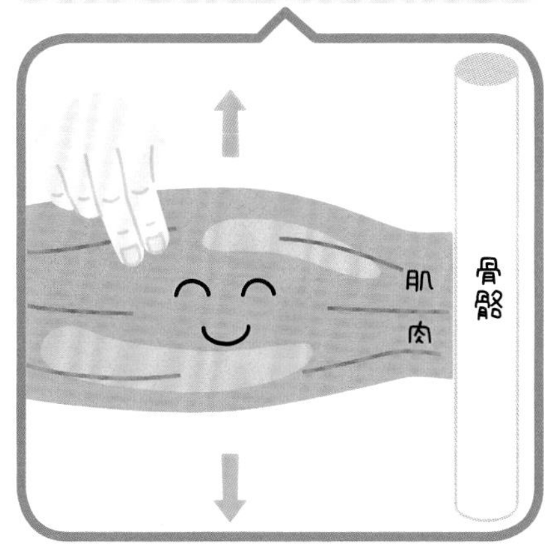

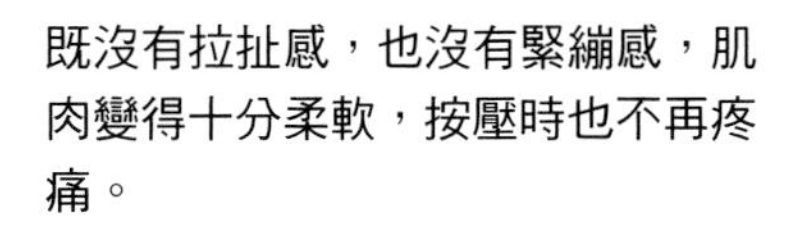

既沒有拉扯感，也沒有緊繃感，肌肉變得十分柔軟，按壓時也不再疼痛。

為什麼肌肉復位術會

按摩推拿？

感到僵硬或疼痛時，
大家習慣使力按壓、用力揉捏吧？

按摩推拿時，按壓揉捏確實令人感到舒服，
但隔天可能會深受僵硬或痠痛所苦，
大家是否曾經有過這樣的經驗？

其實用力加壓的方式不僅傷害肌肉，
也容易促使大腦產生警戒，
導致肌肉愈來愈僵硬。

這時候應該以十分輕柔的手法
慢慢鬆動遭到拉扯的肌肉。

過去的按摩手法

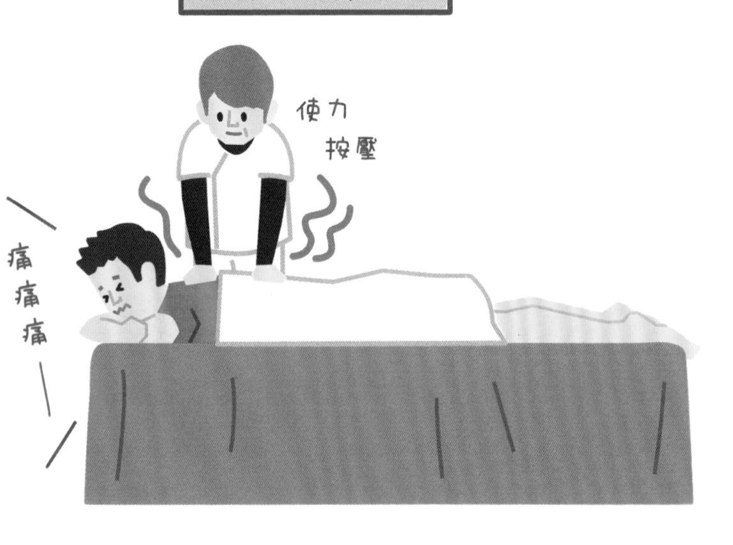

於是，驚人的事情發生了。
患者開心地對我說：「一直以來
很想讓全身肌肉澈底放鬆，現在終於做到了，
真的非常感謝你！」**只是短短30秒，**
僵硬和疼痛好比棉花糖融化般消失了。

不按壓，不揉捏，只是輕柔拉動肌肉。
這就是肌肉復位術。

肌肉復位術的手法和按摩推拿完全相反，
但就醫學角度來說，
這是一種既正確又合理的手法。
肌肉復位術完全顛覆了按摩推拿的常理。

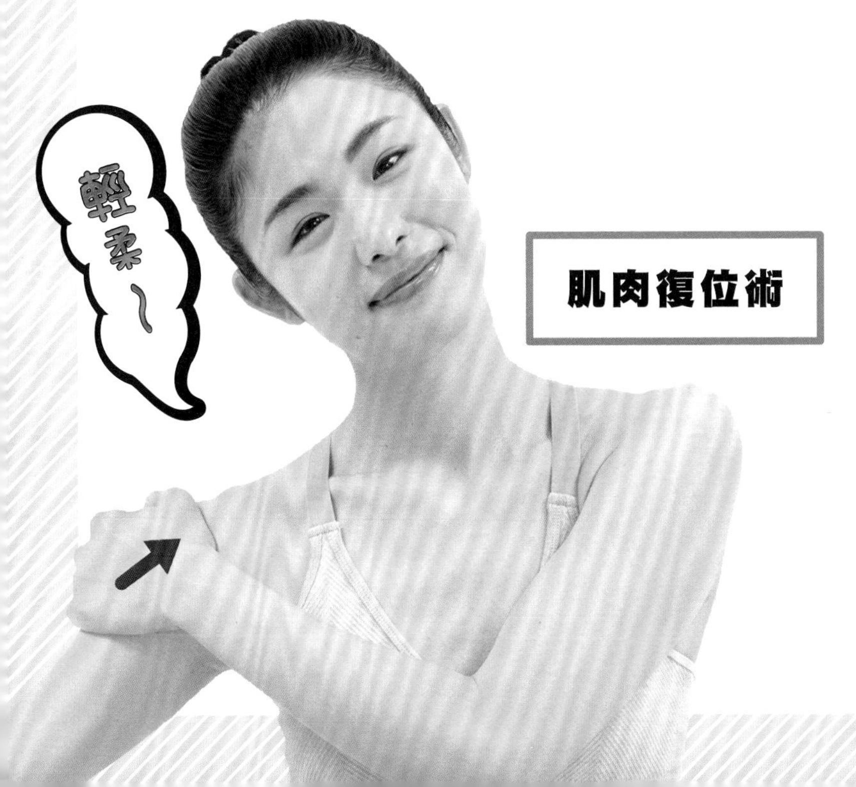

為什麼肌肉復位術能夠大幅改善身體不適症狀？

因為**大幅地改善了血液循環**。

僵硬和疼痛部位通常有不少疲勞物質和致痛物質囤積。
按摩推拿確實有助於推動不良物質，
但好比整頓交通堵塞問題，
充其量只是一種暫時性的因應對策。

但肌肉復位術不一樣。肌肉鬆動後，血管自然放鬆。
好比進行道路拓寬工程，或者增設車道的感覺。

當大腦的疼痛模式警戒解除後，
心靈和身體隨之放輕鬆。

透過肌肉復位術解決身體不適症狀！

- 肩頸僵硬、頭痛
- 腰痛、駝背
- 膝蓋疼痛
- 冰冷、浮腫
- 步伐不穩
- 冰凍肩、五十肩
- 髖關節疼痛
- 手部／手肘疼痛
- 失眠、眼睛疲勞
- 皺紋、鬆弛

而血管進一步擴張時，**疲勞物質和致痛物質便會通行無阻地隨著血流被帶走。**

這是一種從根本解決問題的方法，因此才能大幅改善身體不適症狀。

檢驗結果

血液循環變好，體溫上升

針對10名受試者進行斜方肌上端的肌肉復位術，並且檢驗施術效果。受試者的手掌皮膚溫度於施術1分鐘後大約上升2.1℃。之後溫熱感覺持續不斷，5分鐘後上升至2.6℃左右。日本醫院學會根據受試結果表示肌肉復位術的確有助促進血液循環，光是放鬆頸部肌肉就能改善手指冰冷問題。

施術前（26歲男性）

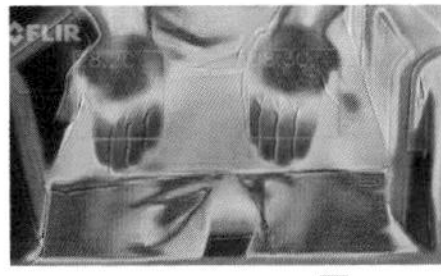

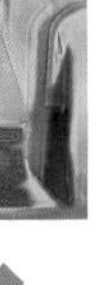

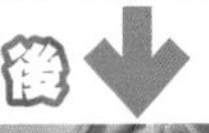

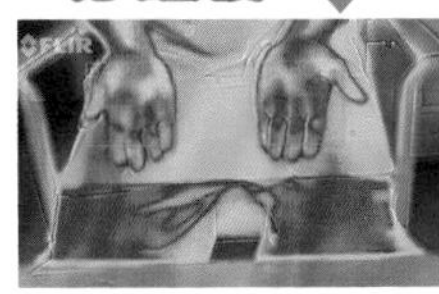

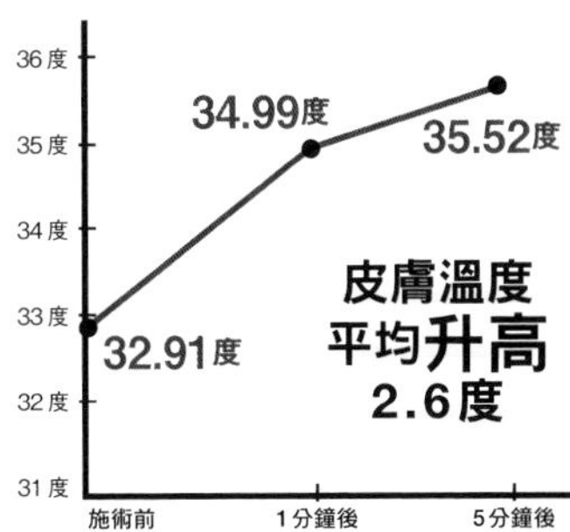

※本次的檢驗調查，進行為時90秒的肌肉復位術。

資料來源：『透過舒緩肌肉緊繃手法解決末梢部位的冰冷問題』第69屆日本醫院學會（2019年8月1〜2日）社會醫療法人慈惠會聖之丘醫院復健中心　野野原康雄、中原義人、橫田俊輔／照護老人保健設施北湯澤溫泉療癒之鄉復健科　平野慎太郎

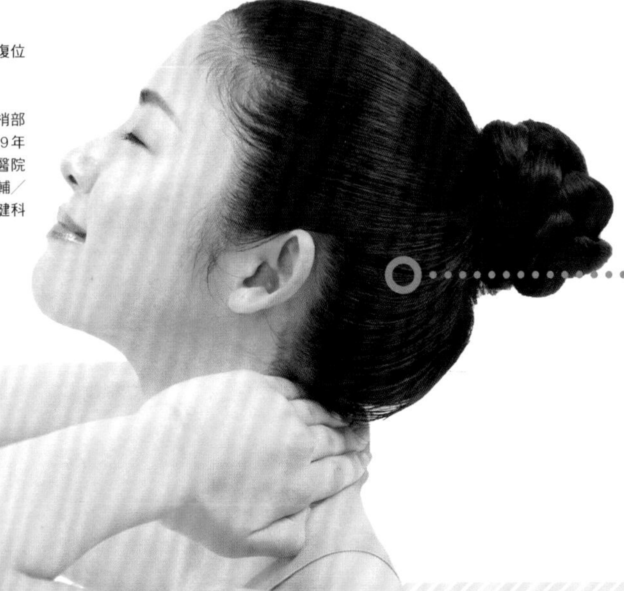

劇變！前後對照

肌肉復位術的奇蹟

[30多歲男性] **腰痛**

Before

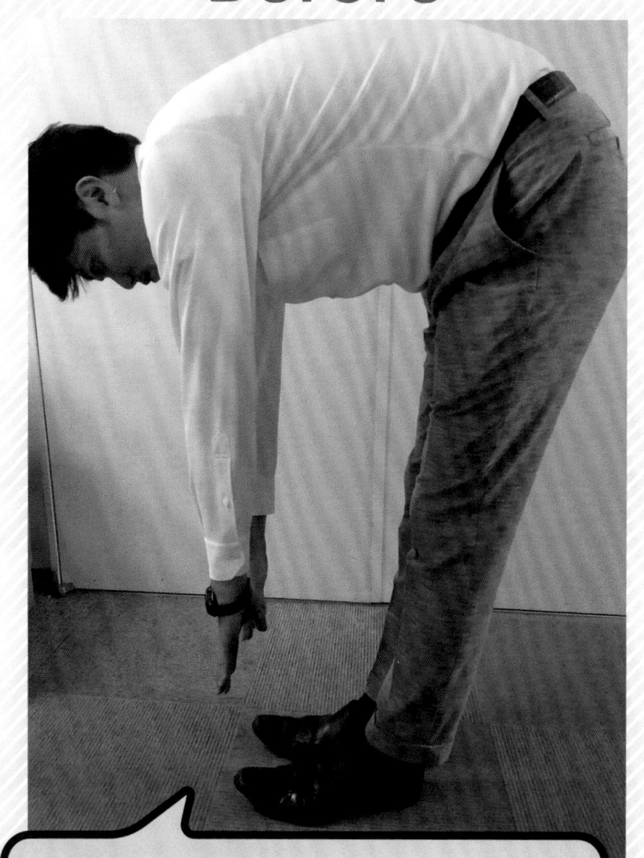

持續劇烈腰痛，嚴重影響工作……

數年來惱人的腰痛問題持續惡化。強烈疼痛不僅影響工作，更別談從事個人興趣或休閒運動。腰部、臀部、大腿、小腿和下半身的所有肌肉都非常僵硬，無論按壓哪個部位都疼痛難耐。

After

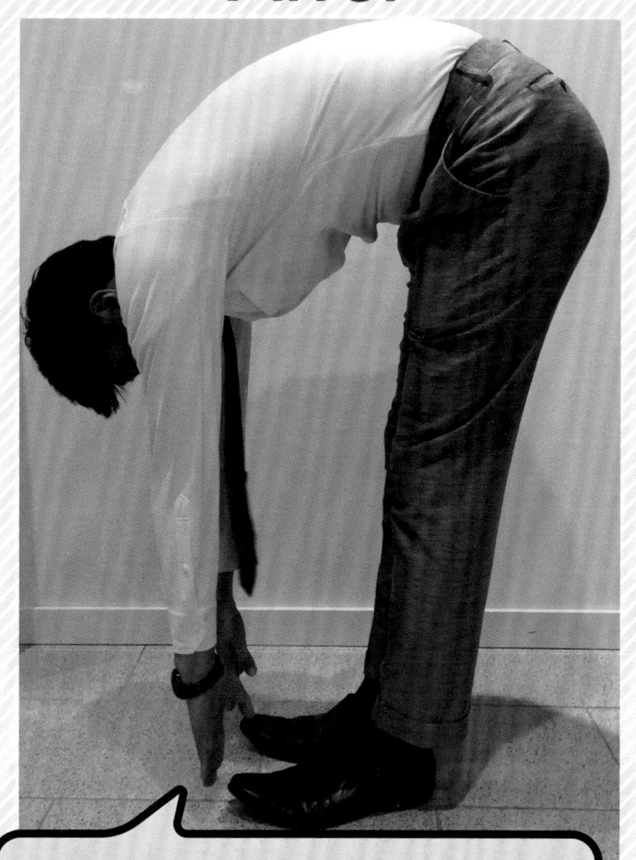

放鬆下半身後，
可以再次從事熱愛的運動！

放鬆臀部和大腿部位為主的肌肉，整體下半身肌肉跟著變柔軟，也可以再次做到前彎手著地的動作。明明不護著腰就動彈不得的身體，現在已經可以跑步和騎腳踏車！

[10多歲女性] 駝背／頭痛

After

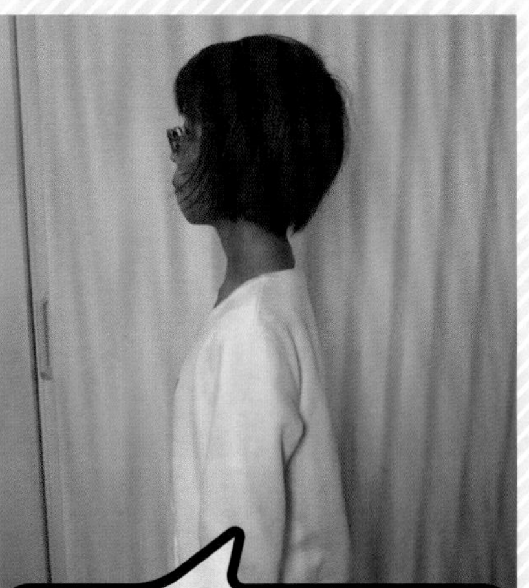

Before

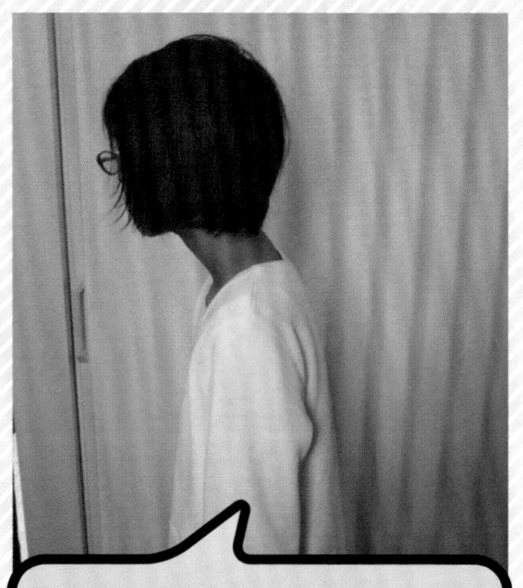

改善頭部位置，找回原有的開朗！

鬆動斜方肌和胸大肌，自然能使頸部和頭部恢復至正確位置，進而改善姿勢不良問題。施術過程中，臉色明顯好轉，僵硬的頸部和肩膀肌肉也逐漸變柔軟。治療結束後，不僅找回原有的開朗，也願意主動開口說話！

姿勢不良，雖然是小學生卻有嚴重的肩膀僵硬和頭痛症狀……

頭部位置向前突出，嚴重駝背，雖然還是小學生卻常有肩膀僵硬和頭痛現象。不僅臉色差，醫師問診時也甚少開口回應。按壓太陽穴和顳部時特別疼痛。

[40多歲女性] 髖關節疼痛

「或許再也無法走路」每天忐忑不安……

髖關節和腰部疼痛導致不良於行。抱持著「再繼續痛下去，是不是得動手術，是不是無法再走路」的不安心情前來尋求治療。髖關節周圍、腰部等肌肉明顯僵硬緊繃。

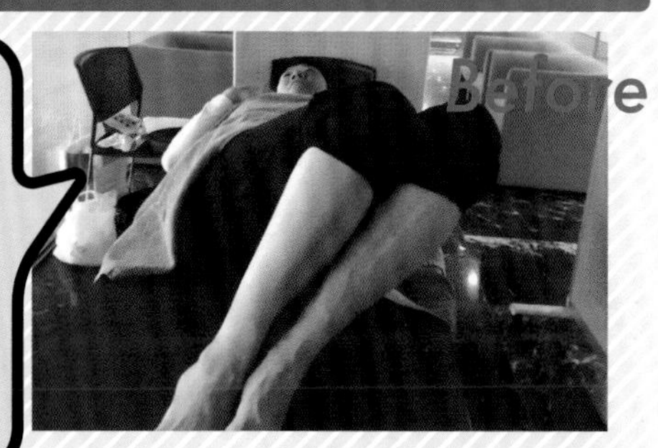

[50多歲女性] 冰凍肩／五十肩

After

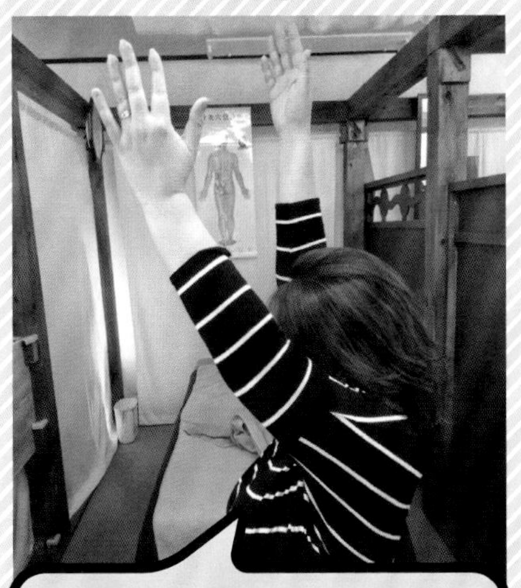

Before

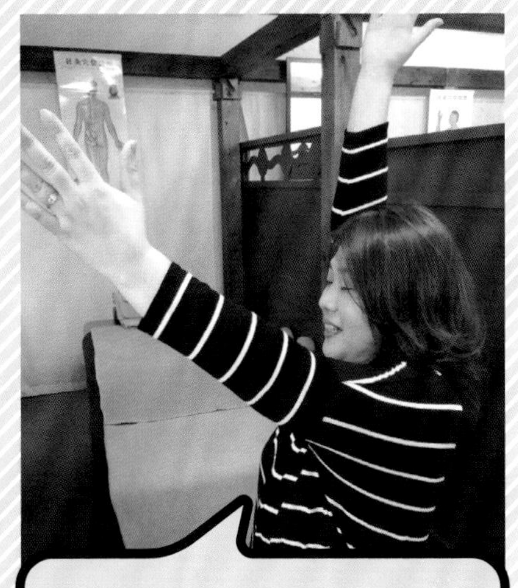

疼痛大幅減輕，天天好眠，精神飽滿！

針對肩膀周圍的肌肉進行施術治療，左肩明顯可以向上抬舉。由於疼痛大幅減輕，每天都能安然入睡。再也不會像之前因睡眠不足而導致白天精神不濟，現在每天都能精神百倍面對工作。

肩膀疼痛到難以入眠……

4個月前左肩出現疼痛現象，手臂慢慢無法向上抬舉。隨著疼痛愈來愈劇烈，以左肩在下方的姿勢睡覺時，還會在半夜痛醒，完全無法好好睡一覺。施術前都處於不敢隨意活動肩膀的狀態。

解決髖關節和腰部疼痛，變得積極正向！

僅僅一次的施術治療就大幅改善腰痛現象，不僅髖關節可動範圍變大，走起路來也靈活許多。她開心地表示：「以前再怎麼運動也絲毫沒有改善。現在僅透過鬆動肌肉就能活動自如，實在厲害啊！」

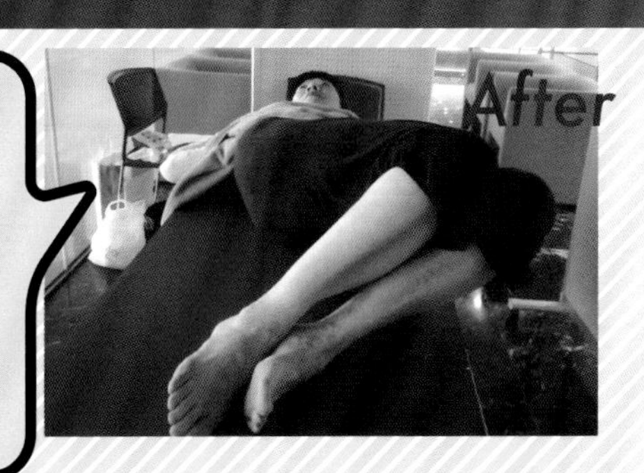

“值得推薦的肌肉復位術”

”肌肉復位也與抗衰老緊密相連“

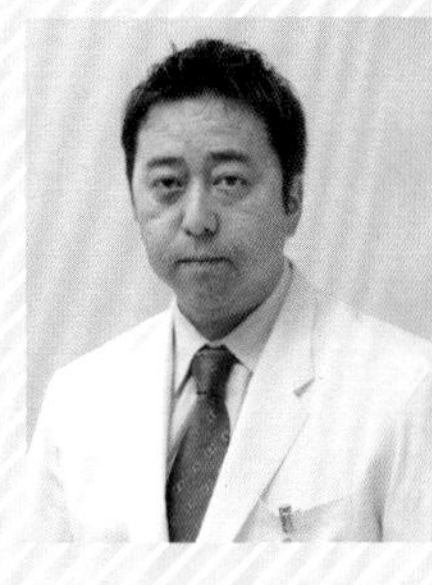

愛媛大學醫學部附屬醫院
逆齡／預防醫療中心主任

伊賀瀨 道也

Profile

抗衰老研究的第一把交椅。同時也是愛媛大學研究所醫學系研究科逆齡醫學（新田明膠）講座的教授。著有《「ゴースト血管」に効く！1分かかと上げ下げ》（河出書房新社）等多部作品。

我身為抗衰老（逆齡）專科醫師，致力於預防老化。正如「人體隨血管一起老化」這句話，當肩膀僵硬或腰痛等造成肌肉的血流下降，不僅促使血管提早老化，身體各部位也會開始逐漸衰老。

大家都以為「透過按摩的推壓患部肌肉促使血液流動」，但其實「反覆揉捏」反而容易誘發發炎症狀。

黃院長開發的肌肉復位術不一樣，單純透過「放鬆」患部肌肉，便能讓身體回想起最舒服的狀態以緩和症狀。我也曾經接受黃院長的施術與指導，我認為肌肉復位術肯定有助於我們抵抗衰老。

”放鬆身體絕對少不了溫和輕柔“

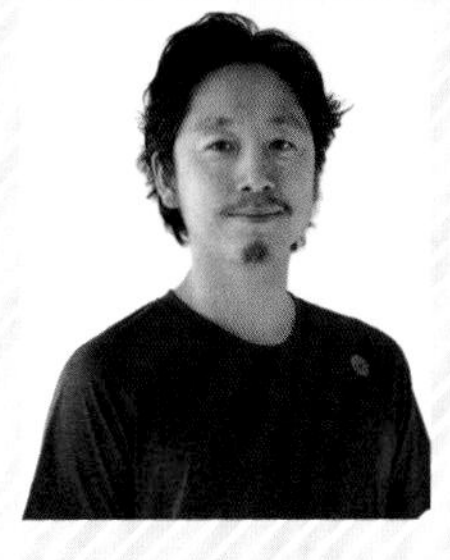

瑜伽指導員
物理治療師

中村 尚人

Profile

將醫學帶進瑜伽的先驅。立志於整合醫療、身體維護管理與預防醫學，在各項領域都十分活躍。成立Studio TAKT EIGHT，著有《「そる」だけでやせる 腹筋革命》（飛鳥新社）等多部作品。

這種手法若稱不上具有革命性，什麼才叫做革命呢。毫無疑問的，未來的時代是肌肉復位術的天下。完全相反於正統的伸展操與按摩推拿，採取盡可能不刺激肌肉的舒緩方法。對心靈和對身體都極為溫和，好比黃院長的為人處事。所以，想要放鬆身體，絕對少不了溫和輕柔。

在我每一次的功能性滾輪皮拉提斯講座中，我必定向大家介紹肌肉復位術，目前全國各地已有不少大力支持的粉絲。相信未來這個革命性的手法也會繼續擴展至按摩機和美容方法等各種相關領域和業界。

誠心希望這份溫柔能夠傳達給全世界所有人。請大家持續關注未來的革命！

現在就一起來體驗如棉花糖融化般輕柔的感受

凡事最好都能親身體驗一下。
誠心希望大家暫時放下書，跟著實際操作一次。
現代人多半因為沉重壓力而容易身體僵硬，
我們試著放鬆從耳上向外延伸的頭部肌肉——顳肌。
將頭稍微倒向側邊，以食指至小指的指腹輕輕貼於耳朵上，
「輕柔」地將肌肉往上提。
並非以指腹按壓方式往上提，而是以指腹吸住皮膚並向上提起的方式操作。
閉上雙眼，維持30秒不動。
最後再以指腹上下搖動皮膚後結束。
大家有什麼感覺呢？是不是覺得眼前一片明亮、眼睛炯炯有神、頭腦清晰、身體漸漸溫熱起來？
這些變化或許很小，但每一種都是僵硬和疼痛原因逐漸消失的證據。
肌肉狀態的好轉遠超乎你的想像。

1 食指至小指部位貼於耳上的顳部

頭部稍微向左側傾斜。左手食指至小指部位貼於耳上的顳部。大拇指置於耳後，輕輕按壓枕部。

2 以指腹將耳上肌肉朝頭頂方向滑動

維持
30秒

以食指至小指的指腹將頭皮朝頭頂部滑動，維持30秒。滑動時並非按壓顱骨，而是想像輕輕提起頭皮的感覺。

3 以指腹上下輕柔搖動頭皮10次

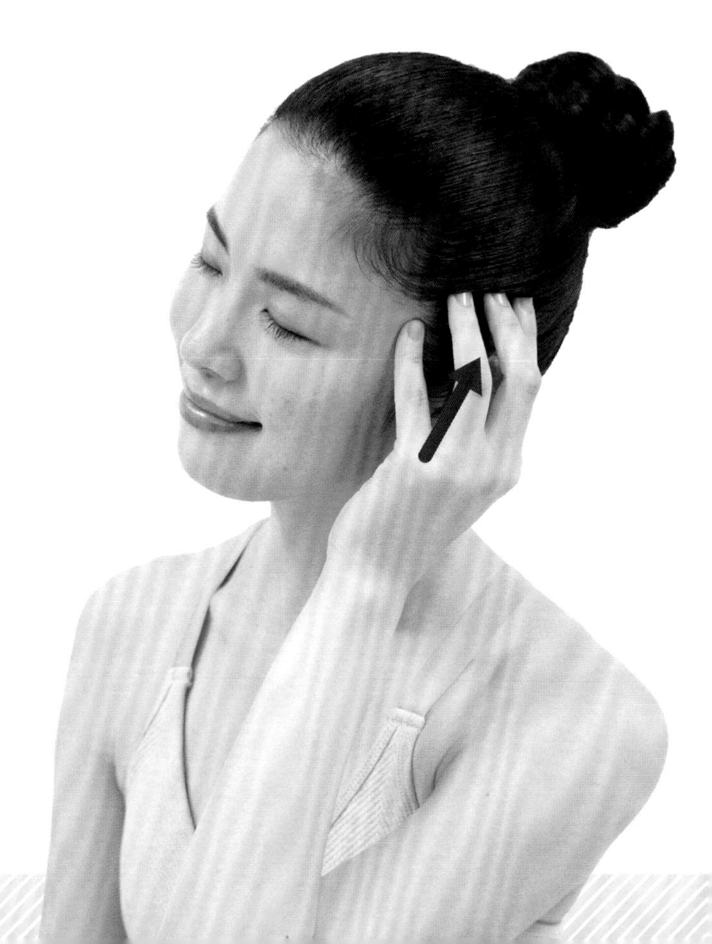

前言

各位讀者大家好！我是黃烟輝。

我曾是中國福建省中醫藥大學附屬醫院的復健科醫生，二〇〇三年因緣際會下移居日本，並從事身體整復工作，目前在廣島縣經營整復治療院所。從過去到現在，我憑藉整復技術在中國和日本為8萬多人解決並改善身體的疑難雜症。

為患者施術治療過程中，感覺有不少人認為非得使力揉捏或按壓，才能有效緩解身體僵硬。事實上，的確有不少人非常熱衷於用力擠壓揉捏的指壓按摩治療（在中國甚至有使用槌子敲擊身體的治療方式）。

然而，這麼強而有力的施術治療真能從根本解決身體的不適問題嗎？我想應該反而會有不少內出血或按摩後痠痛的情況發生吧。

我的施術方式既不使力擠壓也不用力揉捏，而本治療院所採用的施術方式也與按摩推拿完全相反，以非常輕柔且溫和的手法放鬆肌肉。

這個方法就是**肌肉復位術**。

請容我向大家介紹肌肉復位術誕生時的故事。以前的我過著每天按壓人體10個小時以

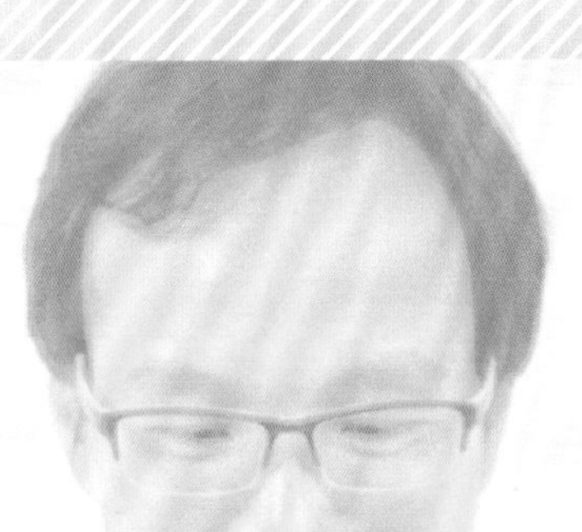

上的生活，因為這樣的緣故，我的手臂、腰部和背部每天都硬如磚塊。和上門的患者一樣，身體老是這裡痛那裡痛。

我當然也會自行揉捏按摩自己的身體，但揉捏完可能換手臂因筋疲力竭而疼痛不已。每天都痛到走投無路，非常痛苦。

突然有一天，我筋疲力盡地泡在溫泉裡的時候，**胸部肌肉無意間往肩膀方向移動，我發現肌肉忽然愈來愈放鬆，而且疼痛轉眼間消失無蹤，令我大吃一驚**。我以同樣概念放鬆手臂和小腿肌肉後，我發現這個方式比揉捏來得舒服，肌肉也很快就變柔軟了。

於是我立即將這個施術方式引進治療院所，於是，驚人的事情發生了。

僅僅一次的施術治療，腰痛消失了、彎曲的背脊伸得筆直、長年來惱人的關節痛也消失得無影無蹤。好不容易能夠再次行走的人，也都精神抖擻地回家去了。**像這樣奇蹟般的情況陸續出現。**

肌肉復位術有三個驚人優點。

第一點，任何人都能安全操作。無須使力擠壓或牽引，所以不會傷害肌肉和肌腱，也不會有內出血或按摩後痠痛的情況發生。

第二點，任何人都能簡簡單單放鬆身體。所有被稱為神之手的人，都擁有傑出的感受性、經驗和技術，因此才能治好眾多病患。當然了，一般人可能做不到這一點。但肌肉復位術真的非常簡單，前來我治療院所的人幾乎都能自行操作。我並非神之手，厲害的是肌肉復位術。

第三點，除了身體外，心靈也會跟著放鬆。心靈與身體是一體兩面，換句話說，肌肉放鬆，心靈自然放鬆。我認為這才是肌肉復位術的真正效果。

只要放鬆肌肉，讓身體活動自如，我們的日常生活自然可以輕鬆自在。我們會愈來愈輕鬆愉快，不僅更具活動力，整個人也會更加積極正向。

無論男女老少，每天都有許多人為了尋求肌肉復位術治療而千里迢迢自全國各地來到廣島縣的本治療院所，我真的感到非常榮幸。

而我更開心的是大家因為接受我的施術治療恢復健康並重拾笑容。但一直長途跋涉前來接受治療也是一件非常辛苦的事，再加上最近已經預約額滿，至少得等上3個月左右，我對此由衷感到抱歉。

我希望大家即使不前來我這裡接受治療，也能隨時保持健康的身體，因此我決定將平時傳授給患者的自我保養方法彙整成書，如今看到這本書成形上市，我真的非常興奮。以中國人的角度來看，日本人每天都非常賣力工作，誠心希望大家能藉由肌肉復位術放鬆全身肌肉，擁有精神飽滿且沒有疼痛的每一天，如果因此能讓大家的心靈獲得平靜，就是身為作者的我再開心不過的事。

黃烟輝

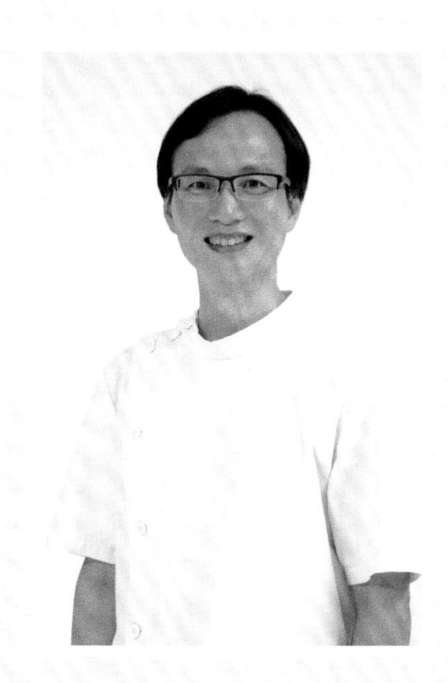

CONTENTS

30秒肌肉復位術 僵硬、疼痛瞬間消解

PART 1 僵硬和疼痛……等其他種種現象 不適症狀中的8成源自肌肉問題

PART 2 只要30秒，向僵硬、疼痛說掰掰 肌肉復位術的祕密

PART 3 只做這些也OK 5項基本復位術

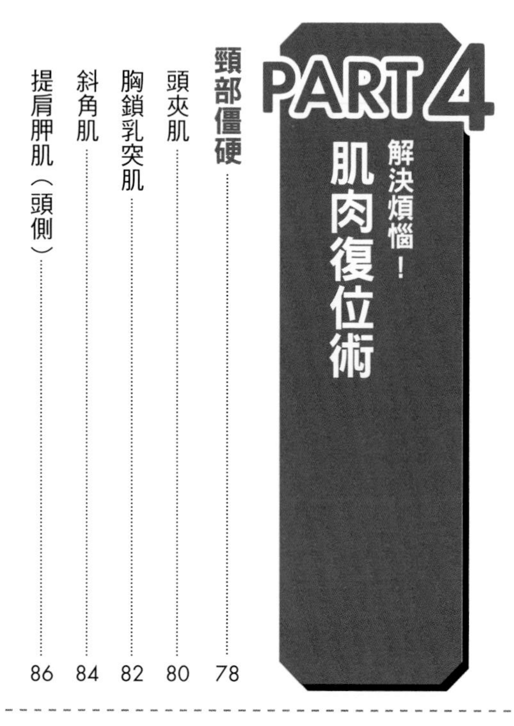
PART 4
解決煩惱！
肌肉復位術

COLUMN

本書閱讀方法

照片中的箭頭含義如下所示。

① 身體動作
② 抓握提起肌肉的方向
③ 滑動肌肉的目標
④ 滑動肌肉的方向
⑤ 搖動肌肉的方向

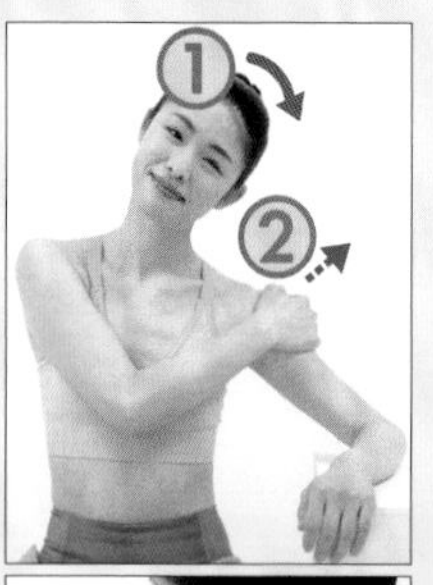

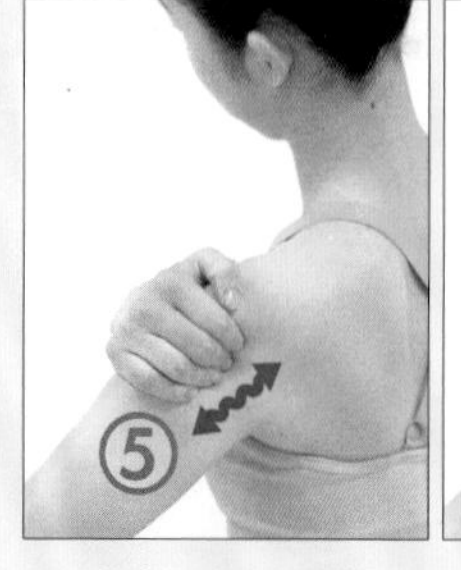

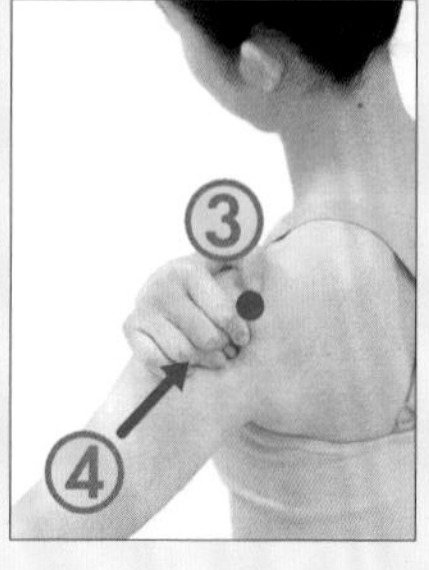

PART 1

僵硬和疼痛……等其他種種現象

不適症狀中的8成源自肌肉問題

如影隨形的疼痛和不適症狀主要源自僵硬的肌肉

「肩頸僵硬不舒服」、「腰部和膝蓋疼痛不已」、「手指發麻」、「手臂抬不起來」……疼痛和不適症狀每天一再襲擊我們的身體，讓不少人天天帶著不安的心情過日子。

事實上，日常生活中發生的疼痛和不適症狀，約有8成是肌肉問題所造成。

健康的肌肉充滿彈性且柔軟，而透過肌肉的反覆伸縮與伸展，我們的身體活動才能如此靈活且自由自在。

然而長時間維持相同姿勢、姿勢不良、運動不足造成部分肌肉「過度使用」或「過度不使用」、日常生活中各式各樣的壓力等種種因素導致原本柔軟的肌肉逐漸變僵硬。

當肌肉僵硬，失去彈性，無法自由伸展收縮時，光要維持一般姿勢便可能造成部分肌肉被強力拉扯而壓迫神經。因此，當大腦警覺到「肌肉若是斷裂就危險了！」的危機，便會下達肌肉變硬的指令並同時釋放致痛物質，這時肌肉會以更僵硬的方式來保護身體。

長年來身體內部不斷重複這樣的過程，等到我們有所察覺時，全身已經硬梆梆且深受疼痛和僵硬所苦。假設再加上血液和淋巴的流動變差、內臟功能衰退、自律神經紊亂，各式各樣的身體不適症狀便會陸陸續續顯露出來。

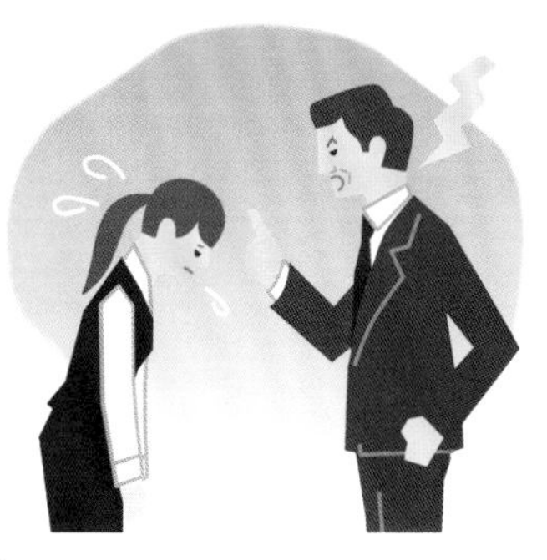

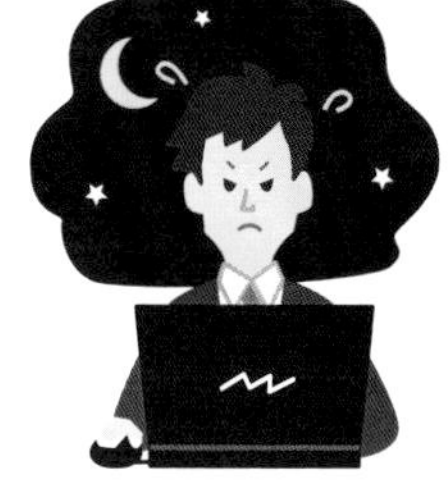

・姿勢不良　・運動不足
・日常生活中的壓力

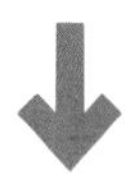

肌肉逐漸僵硬
↓
肌肉壓迫神經
↓
大腦產生致痛物質

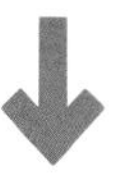

・血液和淋巴的流動變差
・內臟功能衰退
・自律神經紊亂

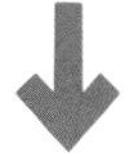

不適症狀

肌肉和血管變硬，容易導致疲勞物質和致痛物質堆積

肌肉中有血管通過，一旦肌肉僵硬，血管會因為遭到壓擠而逐漸變硬，進一步造成血液流動不順暢，全身血液循環變差。

血液循環非常重要，透過血液運行至身體每個角落，才得以將氧氣和養分送達全身，進而消除身體疲勞、加速傷口癒合，並且改善身體狀況和皮膚狀態。

另一方面，血液流動情況變差時，致痛物質和疲勞物質等老舊廢物會慢慢囤積於體內。一旦這些不良物質刺激到神經，僵硬、疼痛、疲勞、緊繃等症狀將陸續出現。除此之外，還會發生一些身體笨重、四肢嚴重冰涼和浮腫、感冒或不適症狀久久不癒的情況。

人類的身體必須持續排出老舊廢物，所以務必隨時保持血液流動的順暢。好比垃圾若堵塞道路，就算垃圾車來了也難以順利向前進，打掃起來反而更加費時費力。身體也是同樣道理。由此可知，拓寬被僵硬肌肉壓擠的血管通路，並且促進血液順暢是非常重要

的一件事。

放鬆僵硬肌肉，擴張血管，血液流動自然順暢。而囤積在體內的老舊廢物也能迅速被排出體外，一舉解決僵硬、疼痛、身體不適等症狀。血管和肌肉也將再次恢復原本的柔軟。

肌肉恢復正常的伸縮和彈性後，身體變得更加靈活。打造一個動愈多血流愈順暢的良好環境，找回健康的身體指日可待。

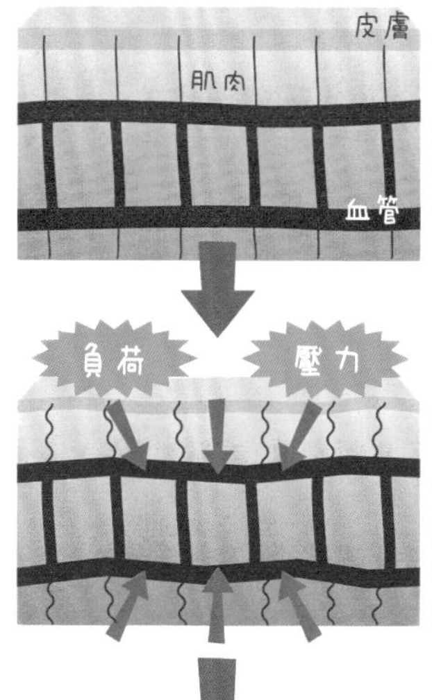

正常血管

周圍的肌肉和組織都很柔軟。血液順暢流動。

血管受到壓迫

負荷或壓力施加於肌肉上時，肌肉逐漸僵硬，血管進而受到壓迫。

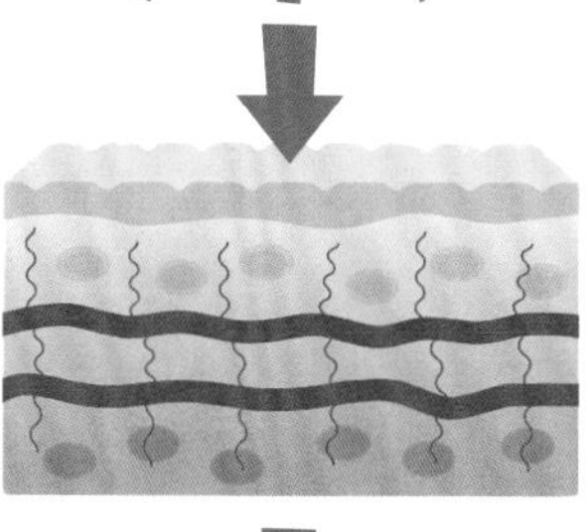

老舊廢物囤積

血液循環變差，溫度下降，進而產生僵硬和疼痛現象。

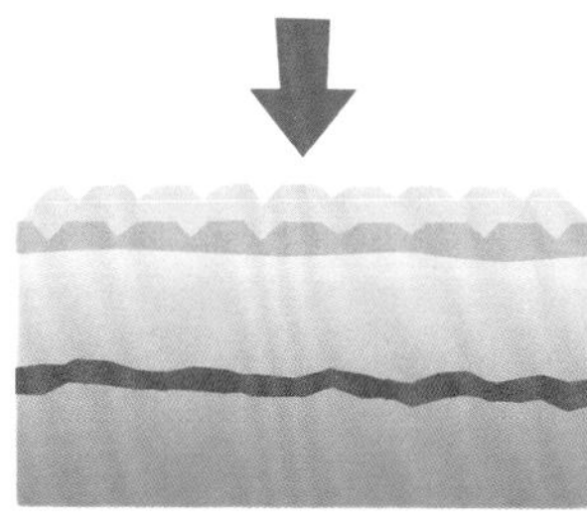

血管和肌肉變硬

動脈硬化持續惡化，微血管消失，呈現僵硬狀態。

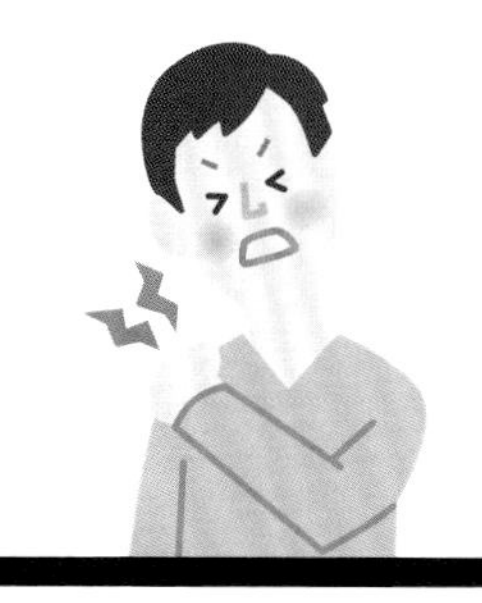

強力按壓也難以舒緩僵硬的肌肉

身體僵硬或非常疲勞時，多數人傾向選擇按摩、指壓或推拿治療。而根據大多數前來治療院所的人表示，要用力按壓到「痛啊！」的程度才叫做舒服。

強烈按壓確實有助於讓血液暫時順暢流動，但肌肉和血管依舊硬梆梆，效果微乎其微。

而且大腦一旦感知「危險！」也會因為試圖抵抗而導致肌肉逐漸變僵硬。換句話說，愈是強烈按壓到「疼痛」的程度，反而愈容易使肌肉變得更僵硬。

或許有人說：「可是使力按摩後，通常會覺得通體舒暢。」事實上，舒服的感覺通常只會持續1～2小時，而技術不佳的情況下，搞不好更短。**其實我們之所以感到「通體舒**

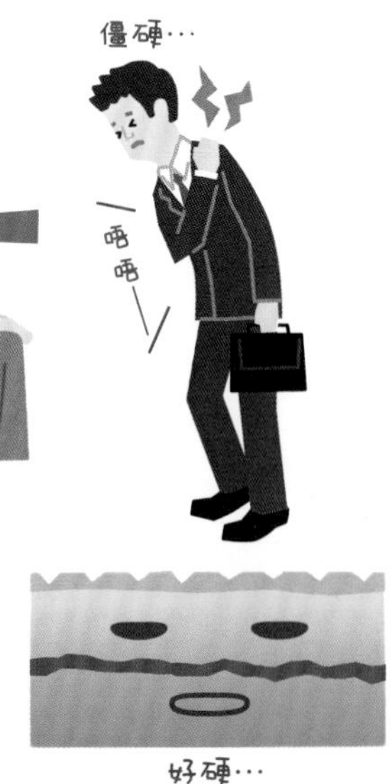

暢」，純粹是因為身體從按壓造成的壓力和疼痛中解脫，而真正造成僵硬的始作俑者根本沒有消失。所以，即便短暫感到舒暢，僵硬還是會立刻找上門。

除此之外，強烈刺激還可能傷害僵硬的肌肉和血管。不少人在強力按摩後的隔天或大後天，按壓部位會呈現瘀青現象，服用抗凝血藥物的人尤其要注意。瘀青的真面目是內出血，而內出血嚴重時，疼痛也是在所難免。

悠閒地泡個熱水澡有助緩解僵硬，這是因為大腦感覺到「舒服」而關掉肌肉緊繃的開關。**愈溫柔對待肌肉，愈能化解僵硬和緊繃。若想徹底解決僵硬和疲勞問題，建議嘗試無須過度努力且不會弄痛肌肉的方法。**

從按壓造成的疼痛中解脫！
舒暢極了～
又僵硬緊繃了…
痛啊…

呼～總算舒服多了

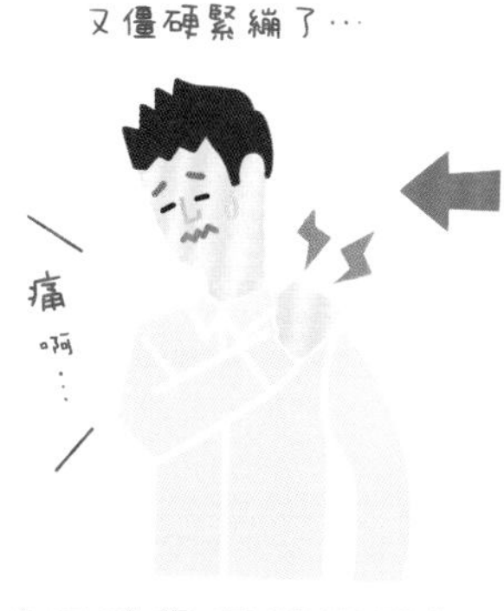

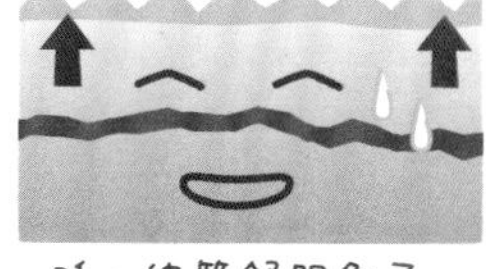

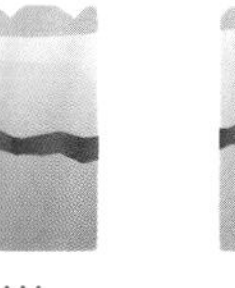

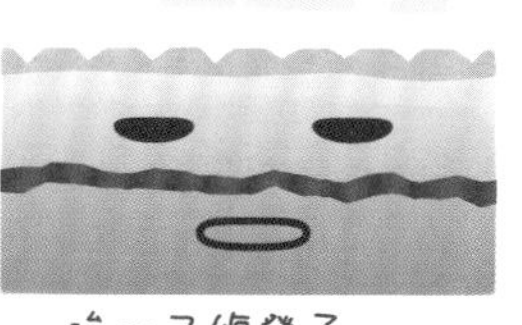

使力按摩僵硬部位後，之所以覺得比較輕鬆，是因為暫時從按壓造成的疼痛中解脫。事實上肌肉並沒有因此獲得放鬆，反而變得更僵硬，導致身體需要更強大的按壓力道。

肌肉復位術不需要用力按壓，也無須特別努力

肌肉復位術是一種完全不同於需要用力按壓的按摩或指壓的治療手法。這是一種劃時代的治療方法，只需要用雙手輕柔放鬆肌肉並消除身心緊繃。

僵硬、疼痛等不適症狀的主因是身體不良習慣和壓力造成的「肌肉攣縮」，並非受傷或疾病，單純只是肌肉過於賣力。因此即便貼了止痛貼布，也只是治標不治本。解決硬梆梆肌肉的「拉扯」和「僵硬」才是最重要的關鍵。

完全不需要拼命按壓和揉捏，也不需要尋找穴位或高深技巧。**只要找出造成僵硬、疼痛的主因「硬梆梆肌肉」，然後放鬆30秒就ＯＫ了**。稍後我將詳細說明，但大家也無須過於擔心，因為放鬆方法真的很簡單。

有肩頸僵硬、疼痛問題的人，約8成都可以透過這個方法獲得解決。

※ 這一類的人請先前往醫院尋求協助！ ※

肌肉復位術主要是緩解肌肉引起的僵硬、疼痛或不適症狀。無法解決骨折等受傷、組織沾黏（手術後）、疾病所引起疼痛。若有原因不明的劇烈疼痛，請務必先前往醫院接受精密檢查與治療。

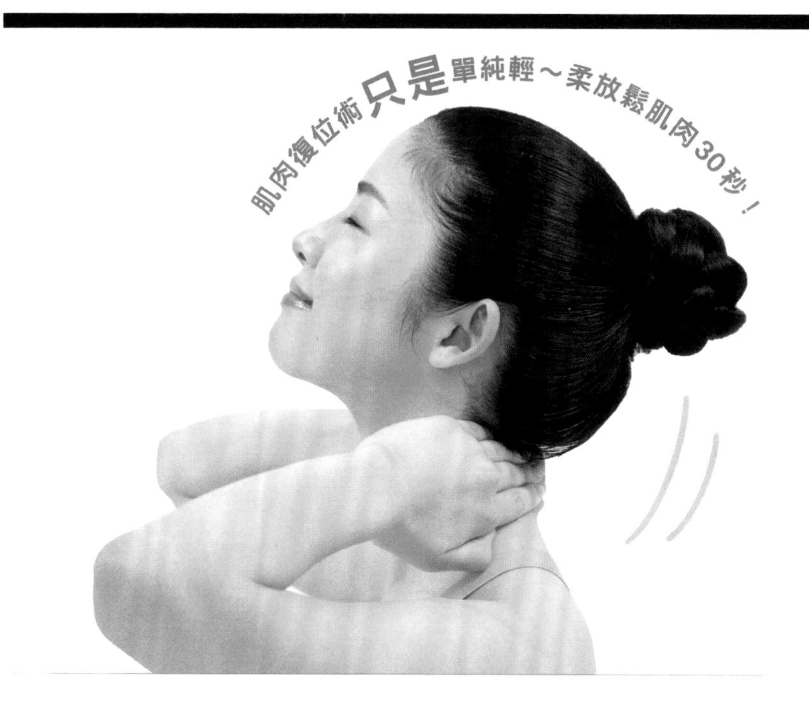

將肌肉復位術推薦給這些人！

- □在意身體歪斜
- □骨骼沒有異常，但背部和腰部持續疼痛
- □每天生活都充滿壓力
- □在意姿勢不端正
- □呼吸淺短
- □全身硬梆梆，柔軟度差
- □手腳冰冷嚴重
- □按摩或推拿還是解決不了僵硬問題
- □受亞健康症狀（無法清楚說明究竟哪裡不舒服）所苦
- □每天忙碌不已
- □覺得自己運動不足
- □每天過著長時間使用電腦和手機的生活
- □前往醫院接受檢查，沒有發現任何異狀

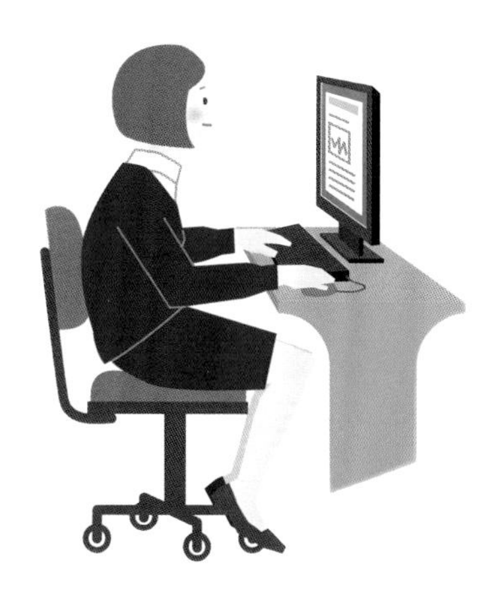

只要肌肉變柔軟，僵硬疼痛自然消失無蹤

進行肌肉復位術時，肌肉放鬆部位會即刻有種「輕柔鬆開」的舒服感。因為肌肉一旦放鬆，之前發出SOS訊號的大腦逐漸趨於平靜，自律神經也會從緊繃切換成放鬆。**「疼痛」終究只是大腦為了保護肌肉的一種訊號，只要肌肉和大腦放鬆，就不再需要疼痛這個警告，疼痛自然消失無蹤。**

除此之外，肌肉不緊繃、不僵硬，血液流動自然更加順暢。請大家想像一下，堅如磐石的肌肉放鬆後，肌肉與肌肉之間、肌肉與筋膜之間、肌肉與骨骼之間不再擠縮一起，彼此各保留了一些空間，讓造成僵硬和疼痛的老舊廢物能夠陸續排出體外。**進行肌肉復位術的過程中，結塊的肌肉會慢慢鬆開。**

從開始到產生變化，所需時間只要30秒。結束後「輕柔鬆開」的舒服感和溫熱感，即是肌肉放鬆的暗號。**另外，根據臨床試驗結果發現，透過肌肉復位術放鬆頸部肌肉並促進血液循環，指尖溫度平均上升2.6℃左右（請參照P7）。**

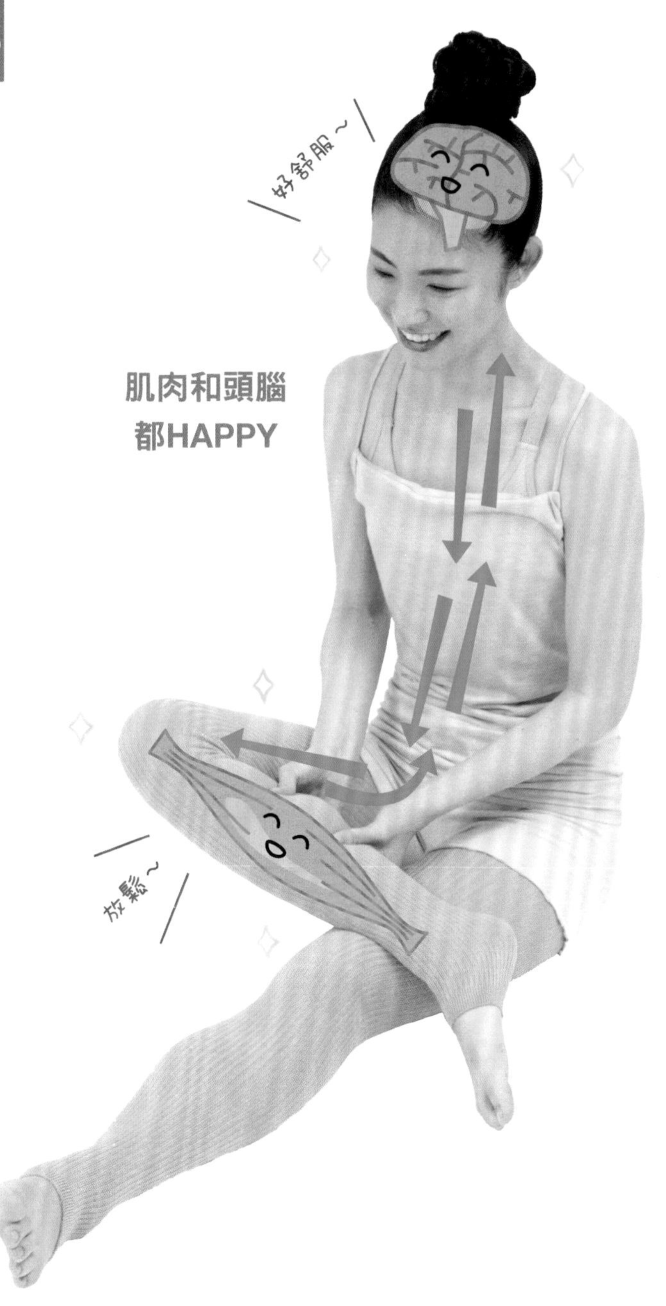

肌肉復位術讓大腦愉悅、肌肉放鬆、血液流動順暢。不僅如此，肌肉復位術比按摩推拿來得安全且具有效率，真的是一種最佳自我保養的方法。

COLUMN 1

姿勢也是造成僵硬和疼痛的原因，多加留意前屈姿勢

姿勢也是造成僵硬和疼痛的原因之一，尤其現代人特別容易有前屈這個不良姿勢。

前屈姿勢的特徵是拱腰、縮胸、頭部向前突出。操作電腦或手機時，整張臉非常貼近畫面，或者看電視時，上半身一直向前逼近，大家是否曾有這樣的經驗？

肌肉僵硬的原因大致分為「過度使用」與「過度不使用」兩種。身體呈前屈姿勢時，身體前側肌肉放鬆不運作，而背部肌肉為了避免整個身體向前傾倒，必須努力不停運作。

若長年維持這種姿勢，身體前側和背側肌肉都會逐漸僵硬，驚覺時已經全身硬梆梆。不僅難逃僵硬和疼痛的魔爪，有些人甚至腰部和背部嚴重彎曲而再也無法恢復筆直身形。

聽完我這麼說，大家可能覺得很害怕，但別擔心，接下來的專欄中將為大家介紹簡單恢復筆直身形的好方法。

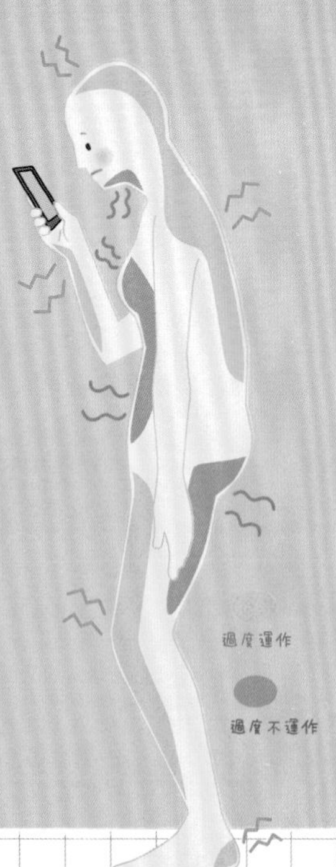

PART 2

只要30秒，向僵硬、
疼痛說掰掰

肌肉復位術的
祕密

只要2個步驟和30秒，簡簡單單放鬆僵硬肌肉

肌肉復位術如字面所示，讓肌肉恢復原本柔軟且能自由伸縮活動的狀態（重置復位），藉此消除僵硬和疼痛問題。

肌肉好比一條很粗的橡皮筋，**兩端被用力拉扯並固定於骨骼上。如下圖所示，放鬆近似拉斷橡皮筋的拉扯力道**，硬梆梆肌肉的僵硬和疼痛會好比棉花糖融化般逐漸消失。

肌肉鬆開促使血流獲得改善且自律神經穩定，當大腦跟著放鬆時，整個人頓時從壓力中釋放出來。身心完全放鬆，自然顯得朝氣蓬勃。

總結一下，肌肉復位術是透過以下兩種功效使硬梆梆的肌肉恢復柔軟。

出現僵硬和疼痛時，肌肉因遭到強烈拉扯而緊繃，並且逐漸變硬。

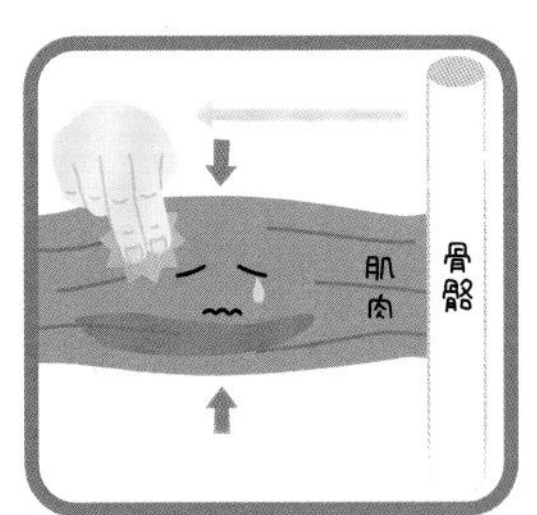

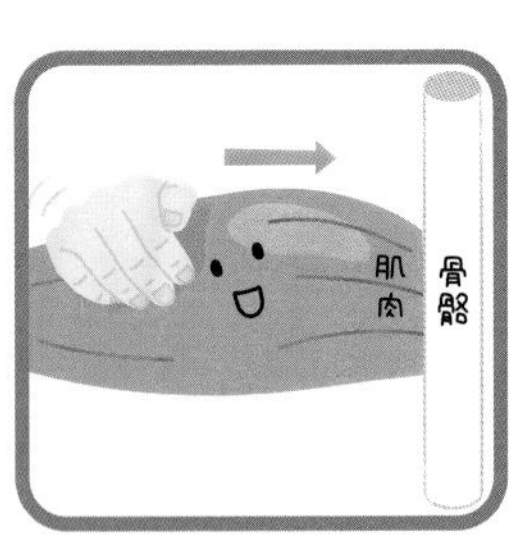

以相反於拉扯的方向溫柔拉動肌肉，僵硬和疼痛逐漸緩解。

PART 2

❶直接鬆開重度「僵硬」、「遭拉扯」的肌肉，使其恢復至原本位置。

❷藉由❶消除大腦警戒，讓全身肌肉恢復至原本位置。

除此之外，肌肉復位術最大的優點是「任何人都能立即且輕鬆上手」。復位術全是一些不需要道具的簡單動作，所以也不用刻意挑選場所和時間，更無須逐一牢記正確的穴道位置。由於不需要太大的力道，女性或中高齡者也能輕鬆操作。

肌肉復位術所需步驟就兩個。針對疼痛原因的肌肉進行「拉動30秒」和「往返搖動10次」。也就是說，「拉動30秒」以鬆動肌肉，拓寬血液和淋巴的通道；「往返搖動10次」以順勢排出疲勞物質和致痛物質。

為了獲得最大放鬆效果，請務必正確操作「拉動30秒」。接下來為大家介紹詳細的動作說明！

步驟 1

拉動30秒

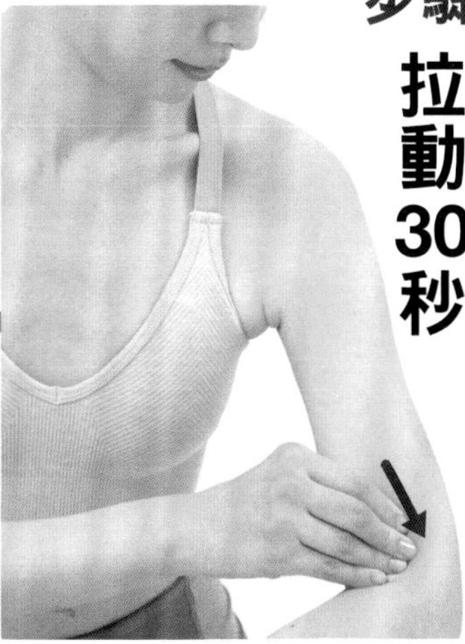

輕輕拉動肌肉緊繃僵硬的部位，藉此放鬆「壓迫」和「拉扯」。

步驟 2

往返搖動10次

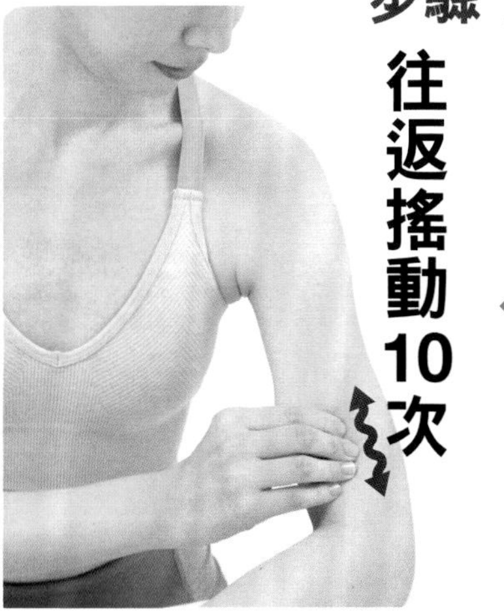

輕輕搖動放鬆的肌肉，促進淋巴和血液流動以排出囤積的老舊廢物。

關鍵在於「輕柔」提起肌肉

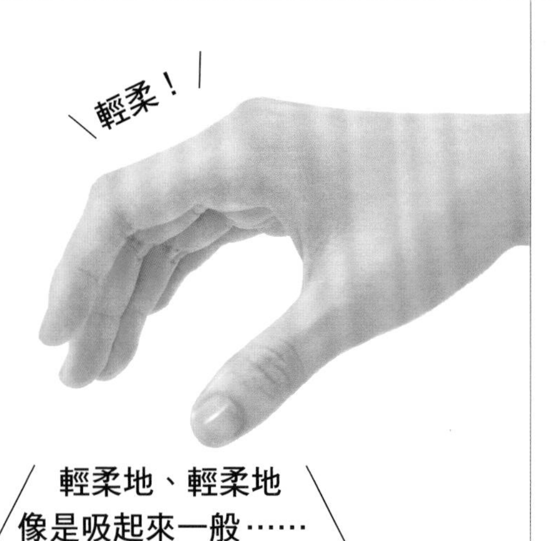

步驟1的「拉動30秒」中，輕柔提起整塊肌肉，感覺肌肉和骨骼分離並向上「浮起來」。重點在於「溫柔」、「輕輕」夾起肌肉並向上提起。**動作輕柔的理由是用力捏抓容易造成肌肉因神經反射而收縮變硬。**

輕柔向上提起，才能使肌肉脫離重力作用並達到真正放鬆的效果。肌肉放鬆後，血液和淋巴液的通道自然拓寬，不僅順暢老舊廢物的排出，也會帶來新的氧氣和養分。

常聽大家說「按摩力道愈大愈好」、「按到痛才舒暢」，但肌肉復位術完全相反。操作時絕對不要有對戰僵硬和疼痛的心態。

除了操作的手盡量輕柔外，接受治療的人也要放輕鬆，不要用

力。絕對不要讓已經僵硬的肌肉再次武裝自己。放鬆肌肉最需要的是「溫和輕柔」。

輕柔地提起肌肉，使其自重力作用中解脫。釋放不必要的拉扯，擴張遭到擠壓的血管和淋巴管。

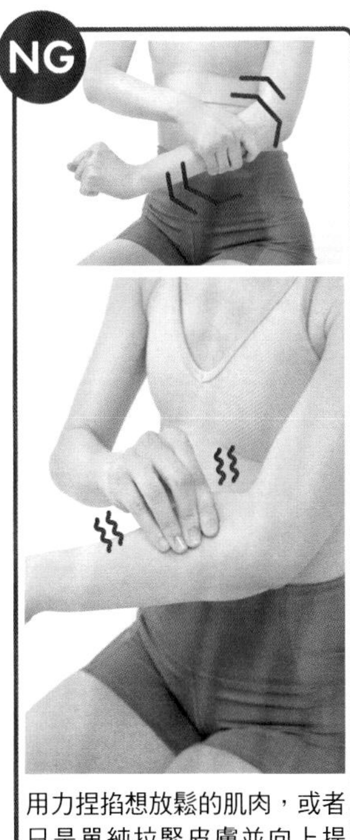

用力捏掐想放鬆的肌肉，或者只是單純拉緊皮膚並向上提起，這樣都是無效的。

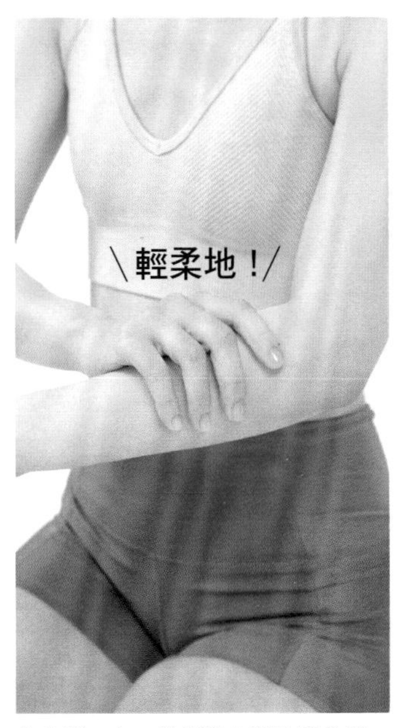

在步驟1中，想像肌肉與骨骼分離，訣竅是溫柔且輕～輕地向上提起肌肉。一個如此簡單的步驟，便能產生令人驚訝的舒服感覺。

溫柔提起肌肉，從「兩端」往「中央」拉動

提起肌肉使其自「壓迫」中解脫後，溫柔拉動肌肉以放鬆「拉扯緊繃感」。肌肉復位術透過瞄準肌肉附著於骨骼的「兩端」和肌肉「中央」部位來進行放鬆。因為這兩個部位最容易僵硬。

附著於骨骼的肌肉兩端必須努力維持姿勢、用力拉長以供身體活動，因此相對容易僵硬。而肌肉中央部位隨著每次活動被拉向兩側，僵硬緊繃程度也不亞於兩端。

操作肌肉復位術時，首先輕輕抓握肌肉，往拉扯的反方向**稍微**拉動。

模式 1

往兩端拉動

將肌肉往兩端（肌肉附著於骨骼的部位）拉動的模式。如照片所示，將肌肉朝肩關節側的附著部（●）拉動。

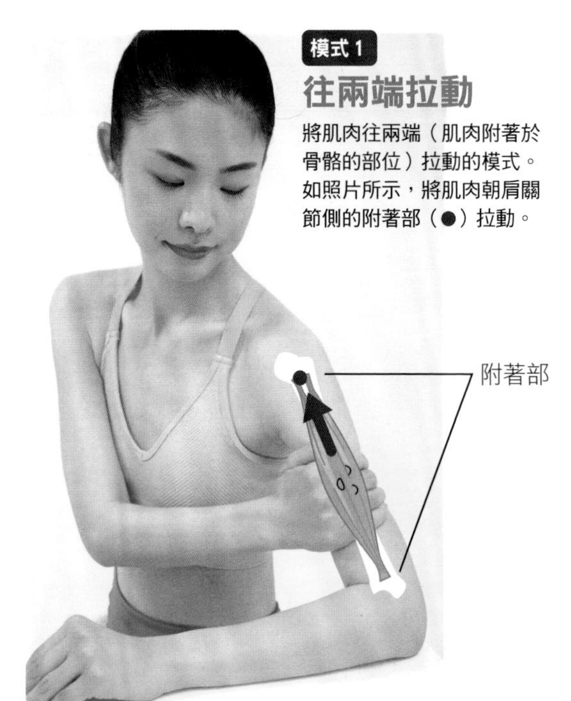

這時「兩端」部位朝骨骼附著部靠攏，「中央」部位則由左右兩邊往中間靠攏。透過這樣的方式使原本試圖抵抗拉扯而緊繃的肌肉得以慢慢恢復放鬆狀態。

在維持這個姿勢的30秒期間，好好感受肌肉逐漸柔軟並放鬆。30秒其實只是個參考基準，並非一定要分秒不差。由於每個人的緊繃程度不盡相同，所以大概維持8～10次呼吸，亦即30秒左右。放開手之後，如果有「哇啊～變輕盈」的感覺，那就是肌肉已經復位的訊號。

難以抓握的肌肉部位……

皮膚薄、肌肉不易抓握的部位，改以指腹輕輕滑動，或者以手指裝了吸盤的感覺，用手指輕輕提起肌肉。

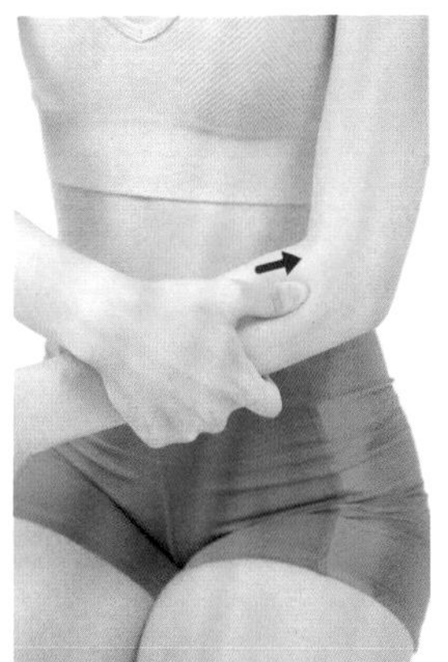

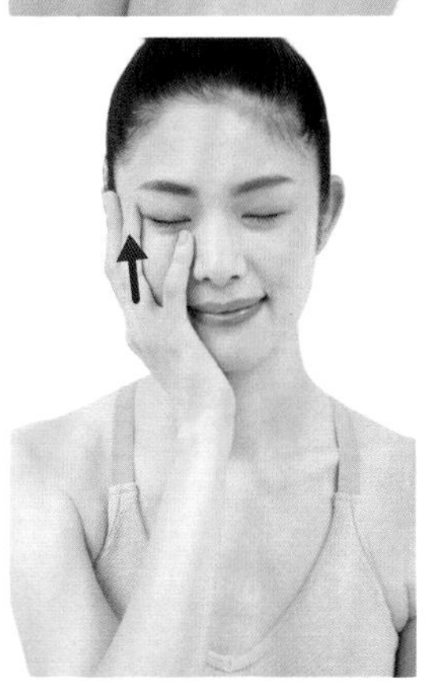

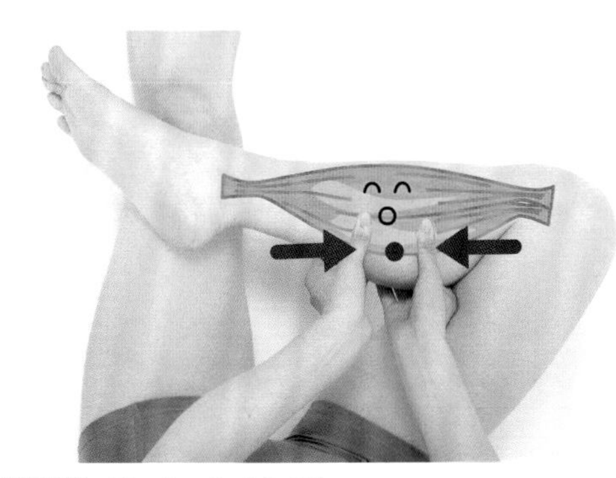

模式 2 往中央拉動

將肌肉往中央拉動的模式。
以兩端各有膝關節和腳踝拉扯的小腿肚為例，肌肉最隆起的部位是中央指標。將肌肉往指標處輕輕拉動。

操作前後進行「肌肉僵硬度檢測」

從PART 3實踐篇開始，希望大家進行肌肉復位術之前先確認自己的僵硬部位。

在接下來的章節中，肌肉容易僵硬的部位會以「肌肉僵硬度檢測」加以註明。

同樣肩膀僵硬的問題，變硬的肌肉可能因人而異。先前提過肌肉復位術具有放鬆肌肉的效果，並且進一步減輕僵硬、疼痛、不適症狀，**因此操作之前找出僵硬肌肉部位，才是確實提升並加速效果的訣竅。**

肌肉僵硬引起血液循環不良時，身體透過「疼痛」反應告訴我們「這裡出問題」。先以「肌肉僵硬度檢測」找出感覺「痛啊！」的肌肉，然後優先施術讓這些肌肉恢復至原本位置。另外，特別意識疼痛部位也有助肌肉反應好轉以提高治療效果。

肌肉復位術最大的優點是無須仰賴他人之手，可以靠自己調整自己的身體。觸摸檢查自己的身體，找出造成疼痛的原因，你將會愈來愈了解自己身體的哪個部位需要放鬆，又該如何放鬆與進行調整。

復位前

刺激肌肉變硬的「肌僵硬點」時，明顯感覺到硬梆梆和強烈疼痛。

復位後

操作結束後再次刺激「肌僵硬點」，明顯感覺到硬塊和疼痛消失，肌肉再次變柔軟！

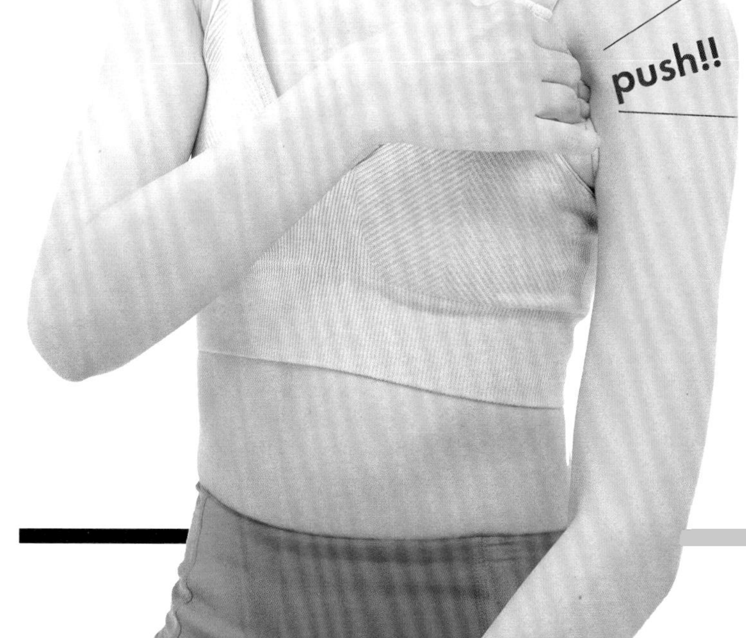

無法順利做到肌肉復位術的人……

如果擔心做不好，請嘗試接下來傳授給大家的5個訣竅。但請大家不要過度擔心，30秒的復位術之後，只要身體有輕鬆柔軟且溫熱的感覺就沒問題了。自己感覺「很舒服」，表示操作上一切順利。

嘗試一下
各種方法！

❶ 試著將力量減少至一半以下

肌肉復位術的重點是不要過度使力，不要用力拉動肌肉。拉動肌肉的過程中，稍有擠壓或拉扯的感覺就是不對的。覺得沒有放鬆效果時，先試著將拉提肌肉的力道減少一半，不夠時再視情況增減。

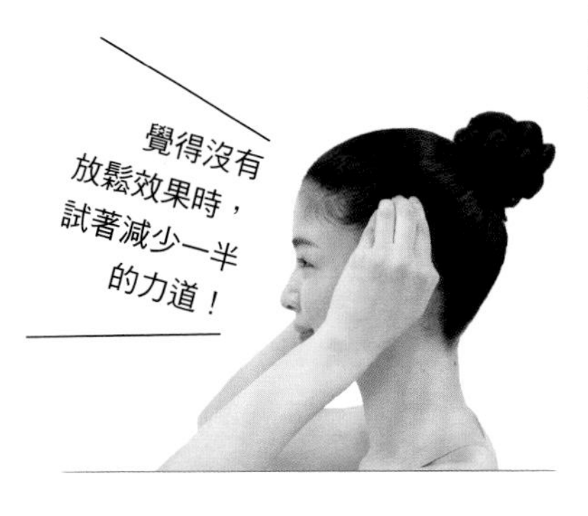

❷ 試著延長拉動肌肉的時間

肌肉僵硬程度非常嚴重時，30秒可能不足以澈底放鬆肌肉。試著重複操作一次，或者延長拉動肌肉的時間至1分鐘左右。另外，稍微改變拉動肌肉的方向，找出其他更需要放鬆的部位。

❸ 確認是否以正確方式操作

操作時確實遵循照片和解說內容所指示的姿勢、箭頭方向和拉動方式。書中介紹的姿勢、提起肌肉的方法、拉動方式都是幾經思考與驗證，最有助放鬆肌肉的方式。

❹ 在容易放鬆肌肉的環境下操作

我們的大腦極為敏感，稍微感到壓力就會下令肌肉緊縮，進而造成核心跟著收縮。例如室內空氣不乾淨、室溫太高或太低，都容易導致效果降低。建議在身心都能放輕鬆的環境中操作。另外，手太冰也會造成肌肉緊繃，建議事先搓熱手掌。浸泡在適當溫度的熱水中，或者就寢前在溫暖床鋪上，都是不錯的操作時間和場合。降低室內照明也可以避免刺激大腦。

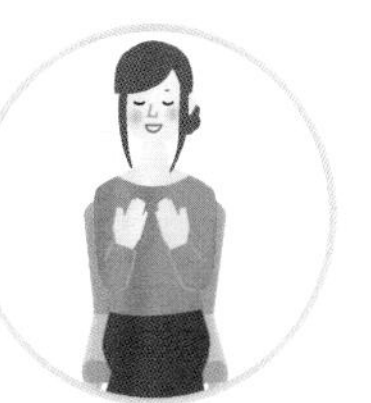
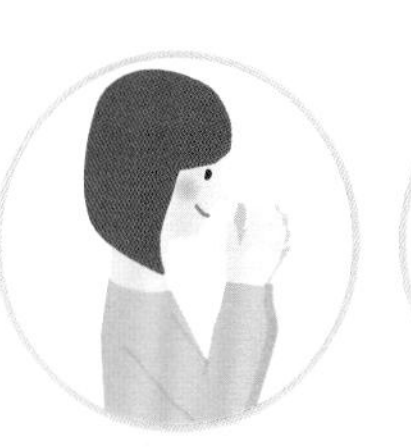
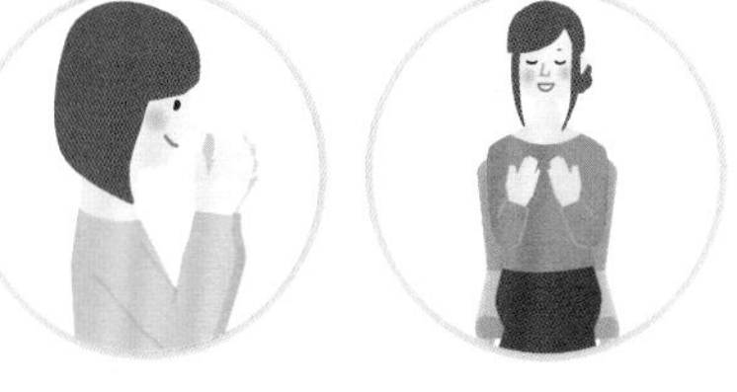
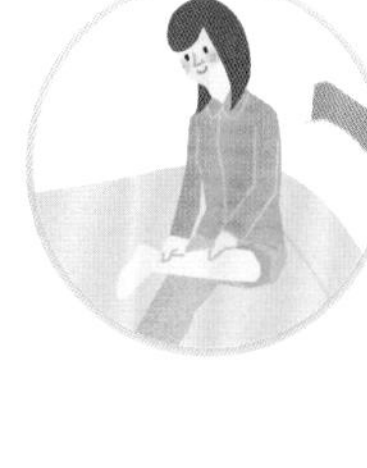

❺ 操作時想像肌肉像是融化一般

進行肌肉復位術時，多將注意力擺在身體上，肌肉會立即給予反饋。停留30秒的期間，想像用手掌溫度融化巧克力般慢慢放鬆僵硬的肌肉。光是一個小步驟就能改變全身反應，讓肌肉逐漸放鬆。

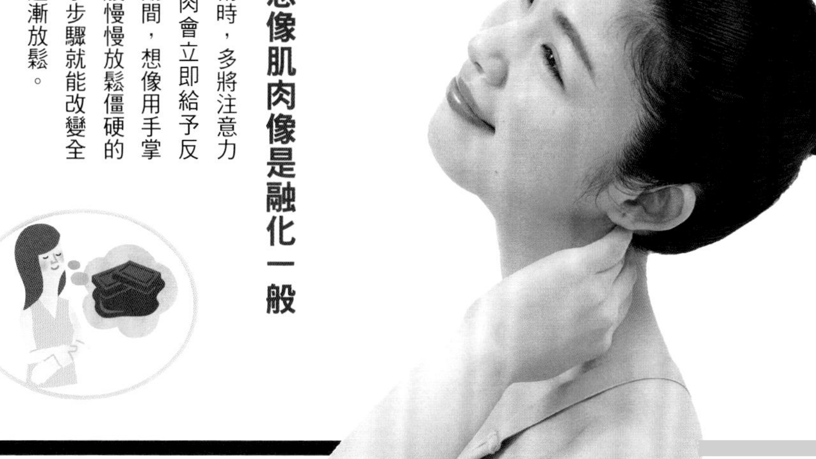

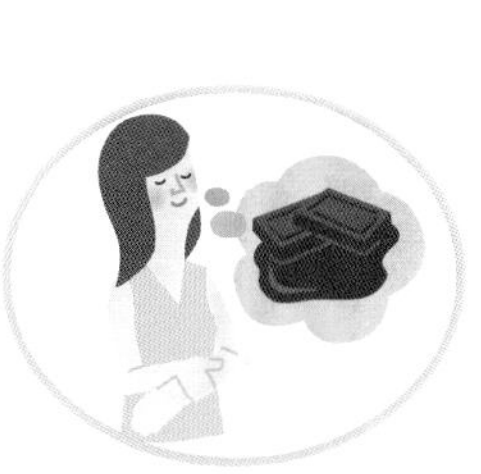

COLUMN 2

睡前30秒
調整姿勢的腹肌運動

想要改善姿勢，建議大家養成這個「仰躺腹肌操」的肌肉訓練習慣。我曾說過全身肌肉硬梆梆的主要原因之一是「前屈姿勢」（P36）。

長時間的前屈姿勢容易對背部肌肉造成莫大負擔，進而使背側肌肉逐漸變硬。

我們要試著稍微強化腰部周圍的肌肉。強化腹肌和腰部周圍肌肉，有助於增加姿勢的穩定性，藉此減少背側肌肉的負擔，進而緩解慢性腰痛。

相較於仰臥起坐，這裡介紹的腹肌運動對身體的負擔較小，不容易引起肌肉痠痛，適合肌力不足的女性和高齡者。我通常也都建議前來治療院所的患者養成這個腹肌運動的習慣。

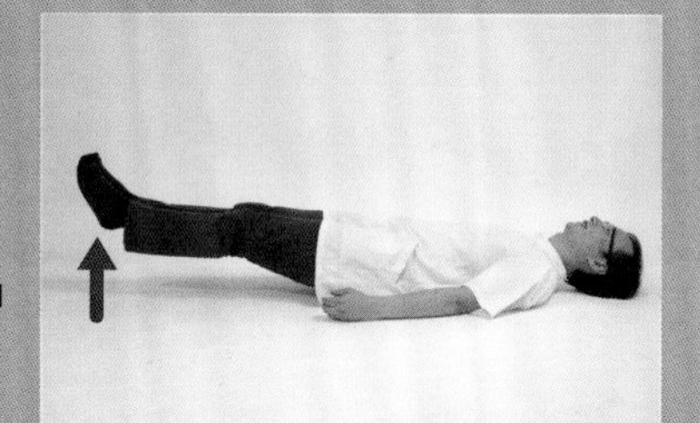

仰躺在地。雙腳併攏伸直，稍微抬高離地。下腹部用力抬高腳的程度為宜。維持15～30秒後，一口氣放鬆並放下腳。重複10次。

POINT

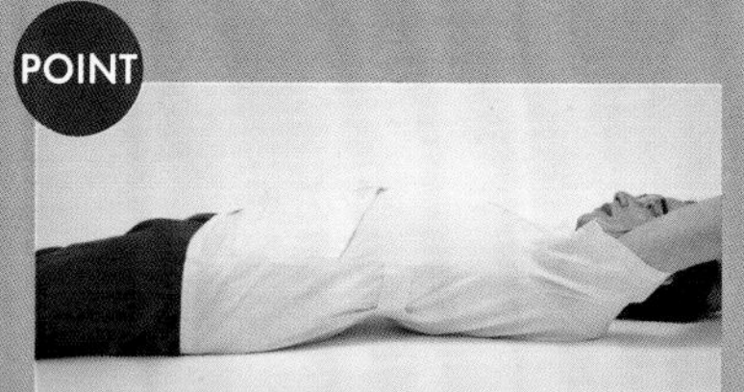

注意腰部不可過度反折。保持能夠伸手進去腰部和地板之間的弧度。

＼覺得困難的人…／

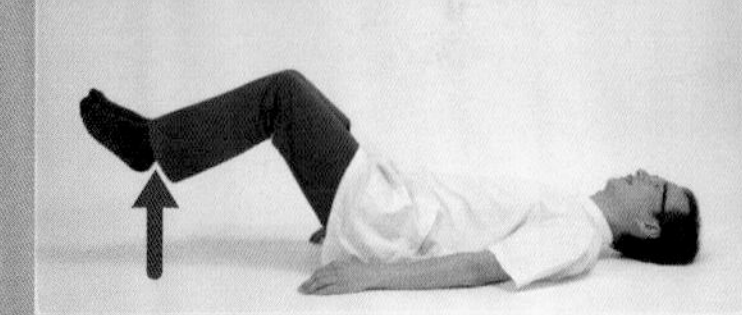

可以稍微彎曲雙膝。

PART 3

只做這些也OK

5項基本復位術

肌肉復位術中最重要的5塊肌肉

接下來讓我們正式進入肌肉復位術吧！

首先，向大家介紹尤其重要的「枕部／頸部」、「肩膀」、「腰部」、「小腿肚」、「足底」5個部位。這些部位可說是人體至關重要的部位，在血液和淋巴的流動、保持正確且舒適的姿勢、流暢的步伐與動作上都占有一席重要地位。但也因為這樣的緣故，這些部位容易出現僵硬和疼痛問題。

放鬆這5個部位的肌肉復位術，我通稱為「5項基本復位術」。**稱5項基本復位術為最佳肌肉復位術，真的是一點也不為過。**本書將為大家介紹如何放鬆全身共31個部位的肌肉，但請大家優先放鬆5項基本復位術的這幾塊肌肉。

建議每天確實做到5項基本復位術，1個部位1分鐘，從頭至腳也只需要短短的5分鐘。只做這些部位也能讓全身放輕鬆。

另一方面，進行肌肉復位術的最佳時間是就寢之前。在一天即將結束之前，以復位術

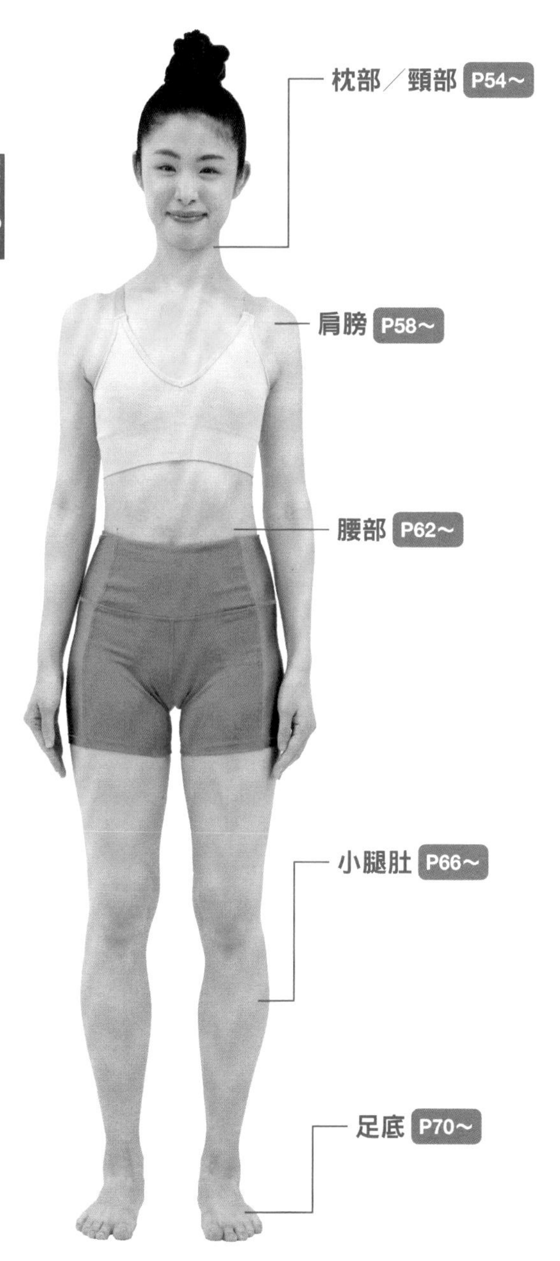

溫柔對待身體，不僅有助熟睡，隔天清醒時也會格外有朝氣。持續一個星期後，你將發現自己宛如脫胎換骨，整個人容光煥發。

5個部位無法全部做完也沒關係，可以只針對較不舒服的部位進行加強，同樣有極為不錯的效果。請大家務必熟練這5項肌肉復位術。

復位術 5－1

枕部／頸部

放鬆並復位支撐頭部的斜方肌上部，整頓自律神經以消除不適症狀！

復位肌肉 斜方肌上部

斜方肌從枕部延伸至頸部、背部。除了頭部和頸部，也附著於肩膀和肩胛骨，所以有前屈姿勢或駝背的人，這塊肌肉常有僵硬緊繃的情況。

斜方肌變硬容易使頭部和頸部的血流情況變差，進而導致肩頸僵硬，情況嚴重時甚至會誘發緊張性頭痛。另一方面，由於枕部至頸部一帶有許多神經通過，一旦肌肉緊繃造成血液流動變慢，神經運作會連帶受到影響，進而點燃各種身體不適症狀的導火線。

進行肌肉復位術時，先從頸部延伸出來的斜方肌著手。當肌肉相連的枕部鬆開時，頸部和枕部的血流同時獲得改善。最終不僅緩解僵硬，也有助調整自律神經的平衡。另一方面，「枕部／頸部」復位術還能幫忙提升接下來P58「肩膀」肌肉復位術的效果。

睡不著或寒冷導致身體僵硬睡不好時，請務必嘗試這一招肌肉復位術，相信必能安然入眠。

肌肉僵硬度檢測

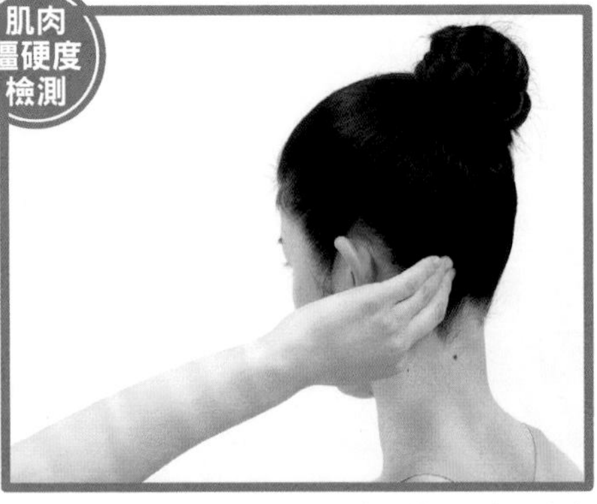

用手指沿著枕部與頸部的交界處滑動，找出一塊突出的骨骼，接著以指腹用力左右按壓。疼痛代表有肌肉僵硬的問題。

《幫助解決這一類的疼痛、不適症狀》

❶ 肩頸僵硬

身體呈前屈姿勢時，斜方肌必須拉提重達5kg的頭部而隨時處於緊繃狀態。感到疲勞時，試著以復位術舒緩僵硬。

❷ 眼睛疲勞

視神經集中區的枕部僵硬易造成視神經周圍的血液循環不良，進而使眼睛感到疲勞。放鬆頸部有助消除眼睛疲勞。

❸ 頭痛

整個頭部像箍緊般疼痛的緊張性頭痛，主要是頸部周圍的斜方肌僵硬所造成。放鬆頸部有助緩解疼痛。

❹ 耳鳴

大耳神經從枕部橫跨耳朵，一旦神經起點的枕部肌肉緊繃僵硬，容易出現耳鳴現象。透過肌肉復位術放鬆肌肉，能有效解決耳鳴問題。

❺ 失眠

頸部僵硬會打亂通過頸部的自律神經平衡，一旦自律神經失調導致大腦在夜晚過度興奮，睡眠便容易受到干擾。舒緩頸部有助於讓副交感神經處於優位。

❻ 四肢冰涼

四肢冰涼的主因是肌肉緊繃造成自律神經失調。放鬆頸部肌肉以調整自律神經，促進血液循環。

❼ 落枕

過度疲勞或枕頭不適合會因為身體在睡眠中無法順利翻身而容易引起肌肉抽筋。建議起床時溫熱一下頸部並進行肌肉復位術。

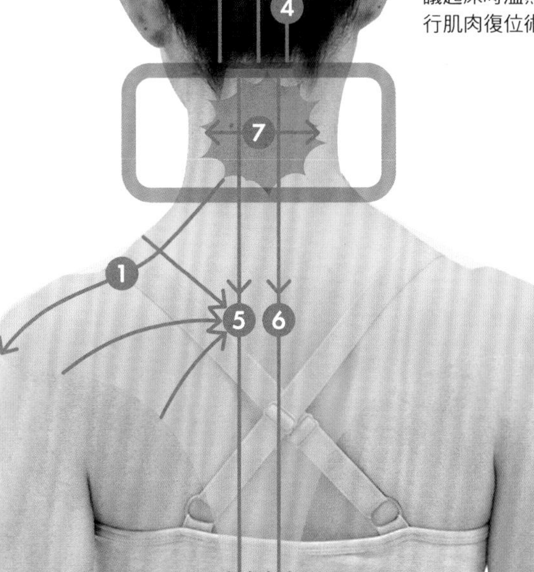

記號代表含義 → 疼痛路徑 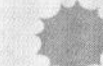 緊繃區塊 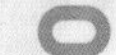 肌肉復位點 肌肉範圍

復位術 5－1

枕部／頸部

目標

斜方肌上部

支撐沉重頭部的斜方肌是容易緊繃僵硬的代表性肌肉之一。養成工作或家事之餘進行肌肉復位術的習慣。

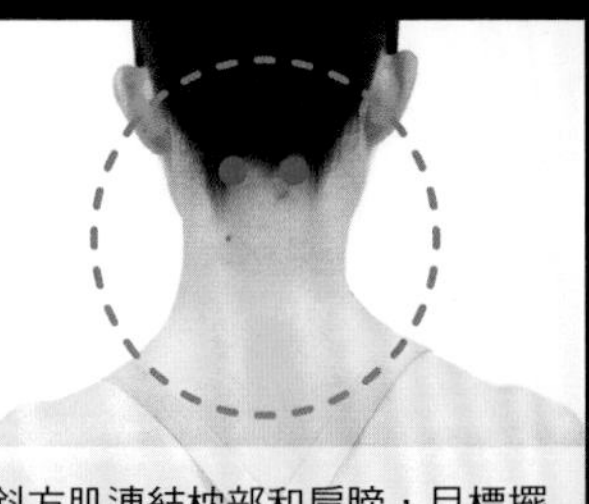

斜方肌連結枕部和肩膀，目標擺在頭至頸部的附著部位

放大圖

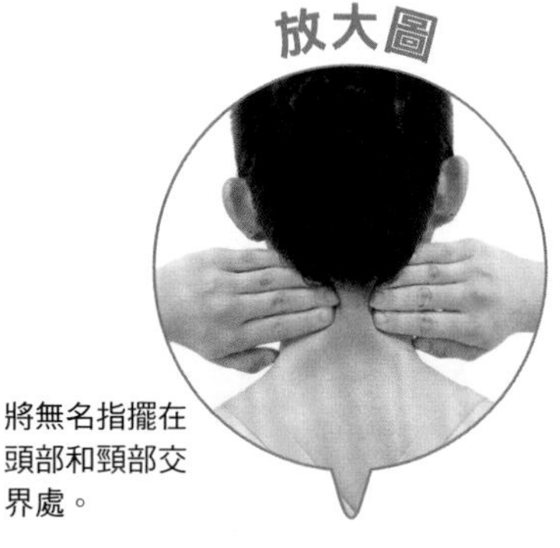

將無名指擺在頭部和頸部交界處。

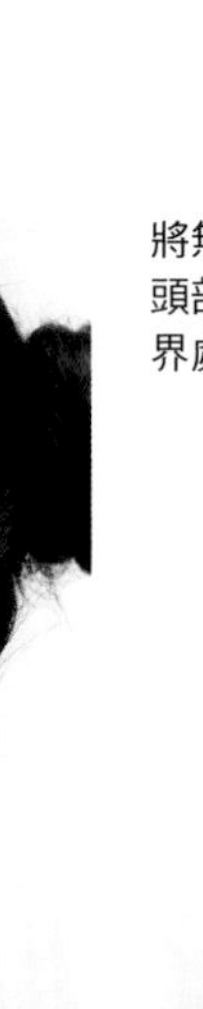

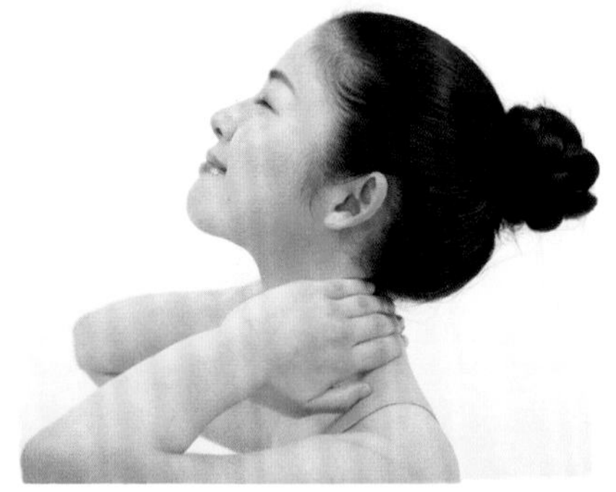

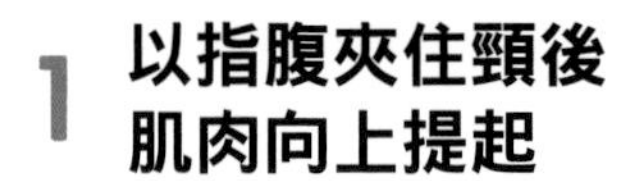

1 以指腹夾住頸後肌肉向上提起

用雙手3根手指各從兩側輕輕夾住頸部肌肉，像是將頸部肌肉從骨骼上剝開的感覺向上拉起來。

準備

坐在椅子上，將雙手食指至無名指擺在「縱向延伸於頸後中央部位的大肌肉」左右兩側。頭部稍微後傾，放鬆頸部肌肉。

這種姿勢也OK

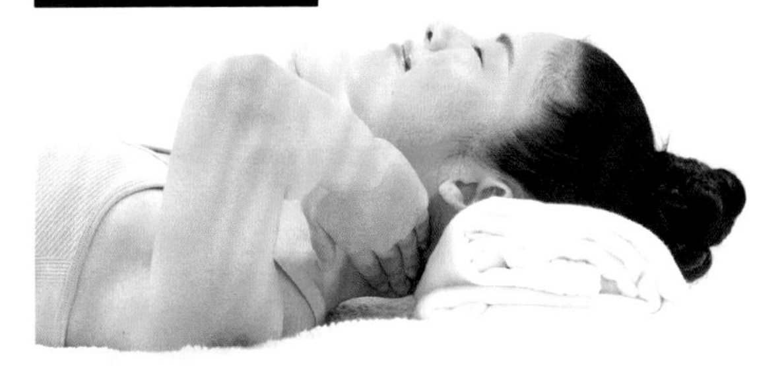

仰躺姿勢下操作

在仰躺姿勢下操作的話，由於肩膀和頸部無須用力，更容易達到放鬆肌肉的效果。以同樣於坐姿的概念，手指沿著頸部肌肉朝頭部滑動，維持這個姿勢30秒。往返搖動10次。

PART 3 枕部／頸部

後側圖

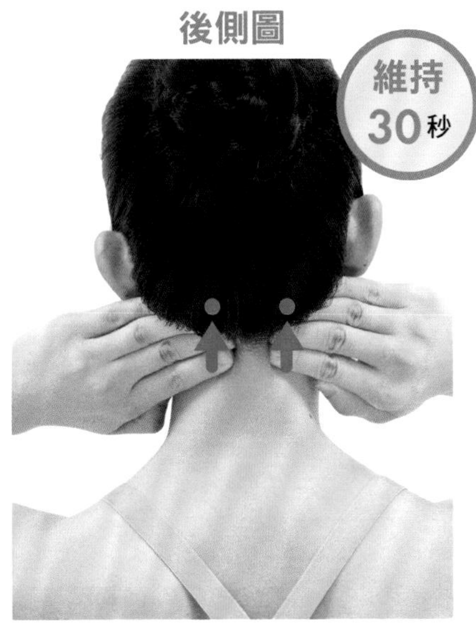

2 將提起的肌肉往頭部方向滑動

將提起的肌肉朝頭部方向滑動。維持這個姿勢30秒。

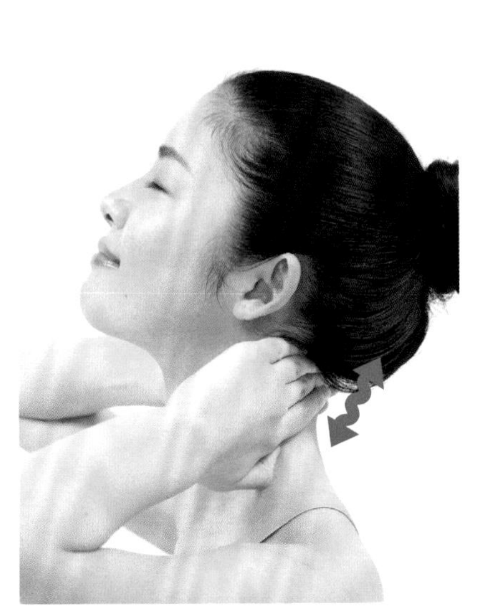

3 上下輕輕搖動頸部肌肉，往返重複10次

復位術 5－2 ｜ 肩膀

同時放鬆「枕部／頸部」，消除長時間操作電腦或手機造成的緊繃

復位肌肉 **斜方肌**

接下來進行復位術的肌肉同樣是「枕部／頸部」中介紹過的斜方肌，但這裡主要將重點擺在位於肩部和背部的斜方肌部位。這個區塊的肌肉正好位於頸部和肩膀交界處，由於同時受到來自手臂、肩膀、背部等各個方向的拉扯，因此容易緊繃僵硬。

如同「枕部／頸部」的情況，這個部位的斜方肌一樣容易受到姿勢影響，尤其是胸部內縮、肩膀向前突出的「圓肩」姿勢。胸部肌肉內縮使鎖骨和肩膀的位置向前方移動，結果導致背側肌肉受到拉扯，肩胛骨周圍的肌肉因緊繃而僵硬。

肌肉嚴重緊繃的人或肩膀重度疲勞的人，進行肌肉僵硬度檢測時，多半會因為疼痛而不自覺叫出聲。日常生活中長時間使用手機或電腦的人容易有嚴重肌肉緊繃的情況，建議養成工作一段時間後稍微進行肌肉復位術的習慣。

另一方面，為了確實放鬆這個部位，澈底改善症狀，請務必先完成P54的「枕部／頸部」肌肉復位術，兩者搭配進行，效果會更好。

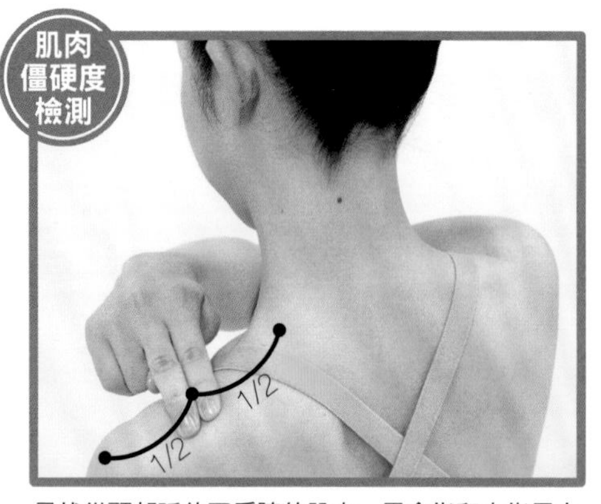

尋找從頸部延伸至肩膀的肌肉。用食指和中指用力前後刺激頸根部和肩膀中央部位。有僵硬感和疼痛感時，代表斜方肌有緊繃情況。

《 幫助解決這一類的疼痛、不適症狀 》

① 肩膀僵硬

長期駝背或身體前屈姿勢容易使胸部肌肉一直內縮而導致鎖骨和肩胛骨向前方移動。肌肉復位術有助於放鬆頸部至背側肌肉的緊繃。

② 眼睛疲勞

視神經集中區的枕部僵硬容易造成視神經周圍的血液循環不良，進而使眼睛感到疲勞。放鬆肩膀有助消除眼睛疲勞。

③ 頭痛

整個頭部像箍緊般疼痛的緊張性頭痛，主要是頸部周圍的斜方肌僵硬所造成。放鬆連接頸部的肩膀也有助緩解疼痛。

④ 自律神經失調

肌肉緊繃容易造成通過頸部的自律神經失去彈性，進而影響協調功能。透過放鬆斜方肌使交感神經和副交感神經之間取得平衡。

⑤ 四肢冰涼

四肢冰涼的主因是肌肉緊繃造成自律神經失調。放鬆肩膀肌肉以調整自律神經，促進血液循環。

⑥ 落枕

過度疲勞或枕頭不適合會因為身體在睡眠中無法順利翻身而容易發生落枕情況。建議起床時進行肌肉復位術。

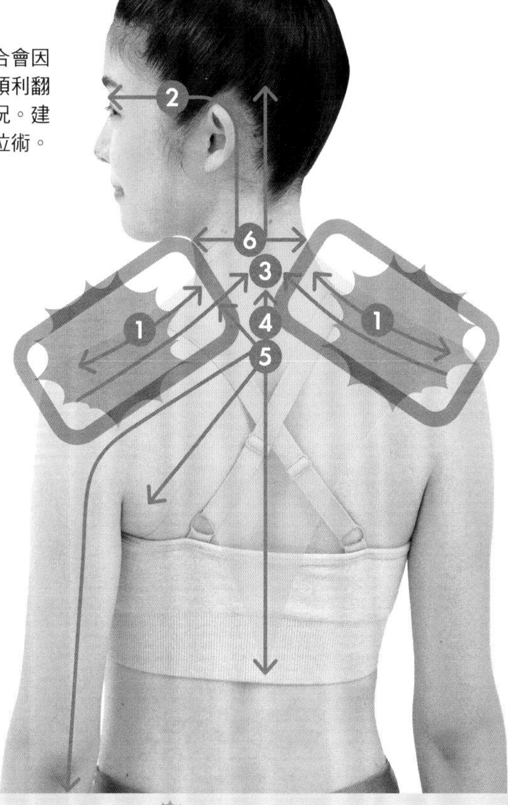

記號代表含義 → 疼痛路徑  緊繃區塊 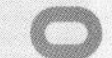 肌肉復位點 肌肉範圍

PART 3 肩膀

復位術 5－2 肩膀

目標
斜方肌

單獨操作也有效果，但搭配「枕部／頸部」一起進行，更有助一口氣消除背部至頭部的僵硬和疲勞。

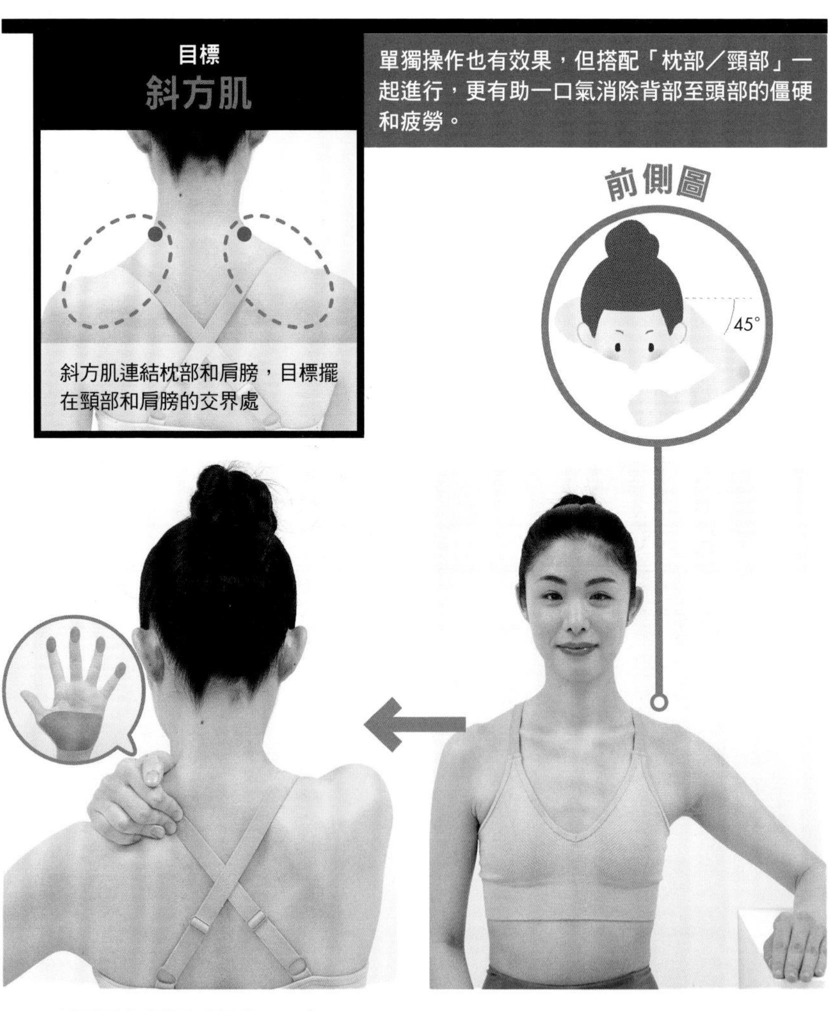

1 輕輕抓握肩膀肌肉向上提

右手置於左肩上，以食指至小指和手掌根部（圖片中粉紅色部分）夾住肌肉。感覺肌肉浮起來的感覺輕輕往上提。

準備

左手臂置於桌上。左手肘稍微斜向前45度。

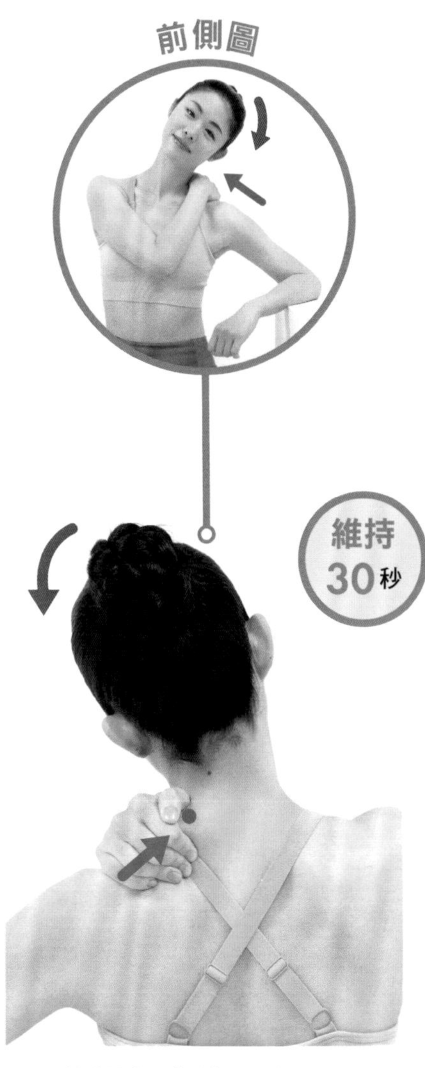

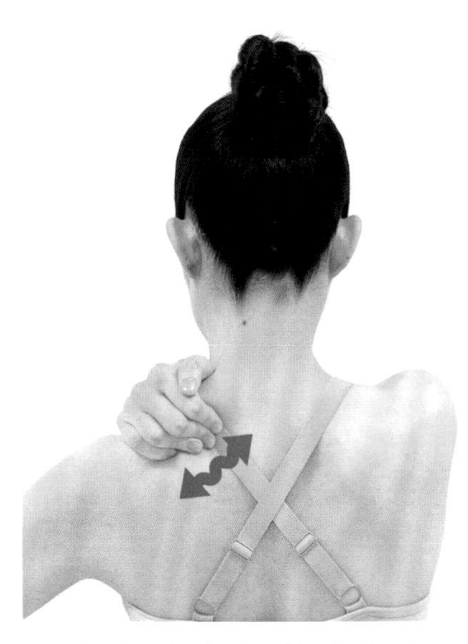

2 將提起來的肌肉朝頸部滑動

頸部向左傾斜。肩膀不要用力，將提起來的肌肉朝頸根部滑動。維持這個姿勢30秒。

3 輕輕左右搖動肩膀皮膚，重複10次

對側也是同樣進行1～3的步驟。

復位術 5－3

腰部

造成背部和腰部沉重疲累的問題肌
舒緩緊繃有助減緩手臂疼痛

復位肌肉 **腰部闊背肌**

闊背肌像一件束腹，大範圍從軀幹背面包覆至側面。背部的闊背肌從臀部延伸至肩胛骨下方，然後穿過腋下連接至手臂前側。

闊背肌容易受到手臂動作的影響。舉凡抬重物、使用吸塵器、寫字、操作電腦或手機等作業幾乎全在身體前側完成。這時候闊臂肌為了支撐沉重的手臂並保持姿勢，始終處於緊繃狀態。

若再加上長時間維持相同姿勢，肌肉會因為承受的負擔愈來愈大而逐漸僵硬。另外，肌肉與姿勢脫離不了關係，經常駝背或彎著腰的人，肌肉相對容易僵硬。一旦背部和整個腰部的血液循環變差，疼痛等症狀將陸續出現。

容易腰部疲勞、腰痛的人，建議立即進行肌肉復位術。雖然主要針對腰部進行放鬆治療，但闊背肌連接至手臂，同時有助緩解冰凍肩和五十肩等問題。另外也因為闊背肌與呼吸息息相關，相當推薦給呼吸短淺的人。

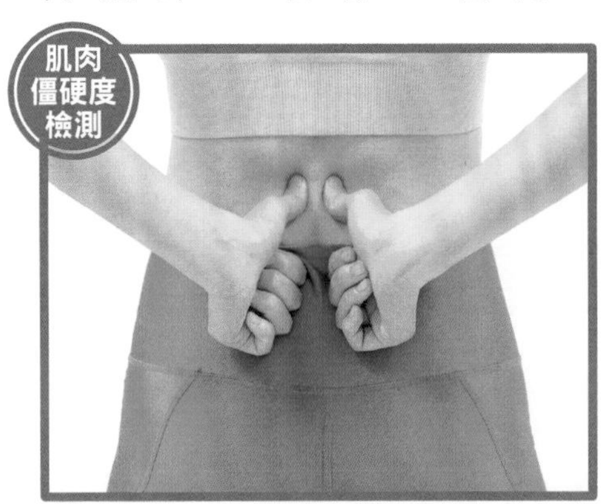

在腰圍線上，以大拇指指腹從脊椎兩側朝脊椎方向用力按壓，並且上下揉動給予刺激。疼痛代表闊背肌有緊繃問題。

幫助解決這一類的疼痛、不適症狀

❶ 腰痛

為了支撐前屈姿勢和手臂動作，腰部周圍的肌肉始終處於緊繃狀態。血液循環變差時容易誘發疼痛。放鬆腰部有助改善血液循環。

❷ 閃到腰

肌肉嚴重僵硬可能因損害部分肌纖維而引起發炎。放鬆肌肉能使動作變輕鬆順暢，對治療上半身無法扭轉的閃到腰特別有效。

❸ 椎間盤突出

脊椎周圍的肌肉緊繃造成血液循環不良，一旦椎間盤無法獲得足夠氧氣和養分，軟骨會開始老化。首要之務是放鬆肌肉，讓養分確實送達身體每個角落。

❹ 冰凍肩／五十肩

闊背肌緊繃導致上臂不容易向上抬起，勉強用力抬起手臂反而容易誘發肌肉疼痛。採取預防性的肌肉復位術有助避免肌肉僵硬。

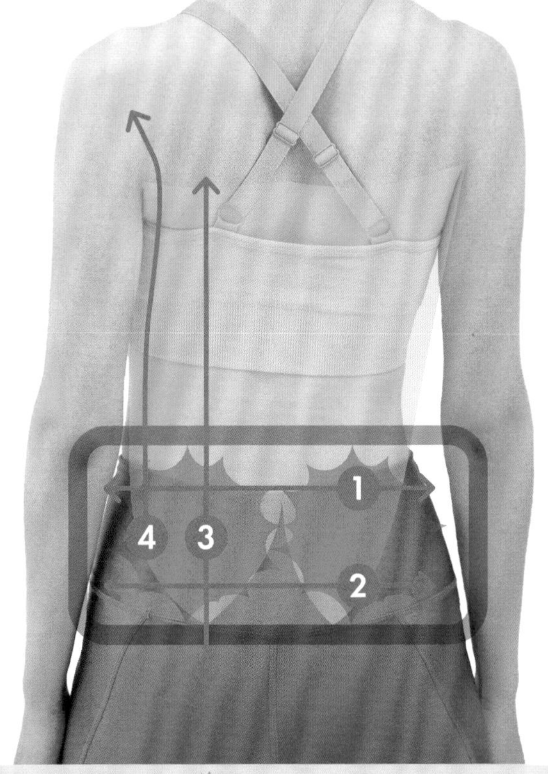

記號代表含義 → 疼痛路徑  緊繃區塊 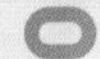 肌肉復位點 肌肉範圍

復位術 5－3 | 腰部

腰部

目標

腰部闊背肌

放鬆支撐背部的大肌肉以改善腰痛。養成每次上洗手間時順便進行肌肉復位術的習慣。

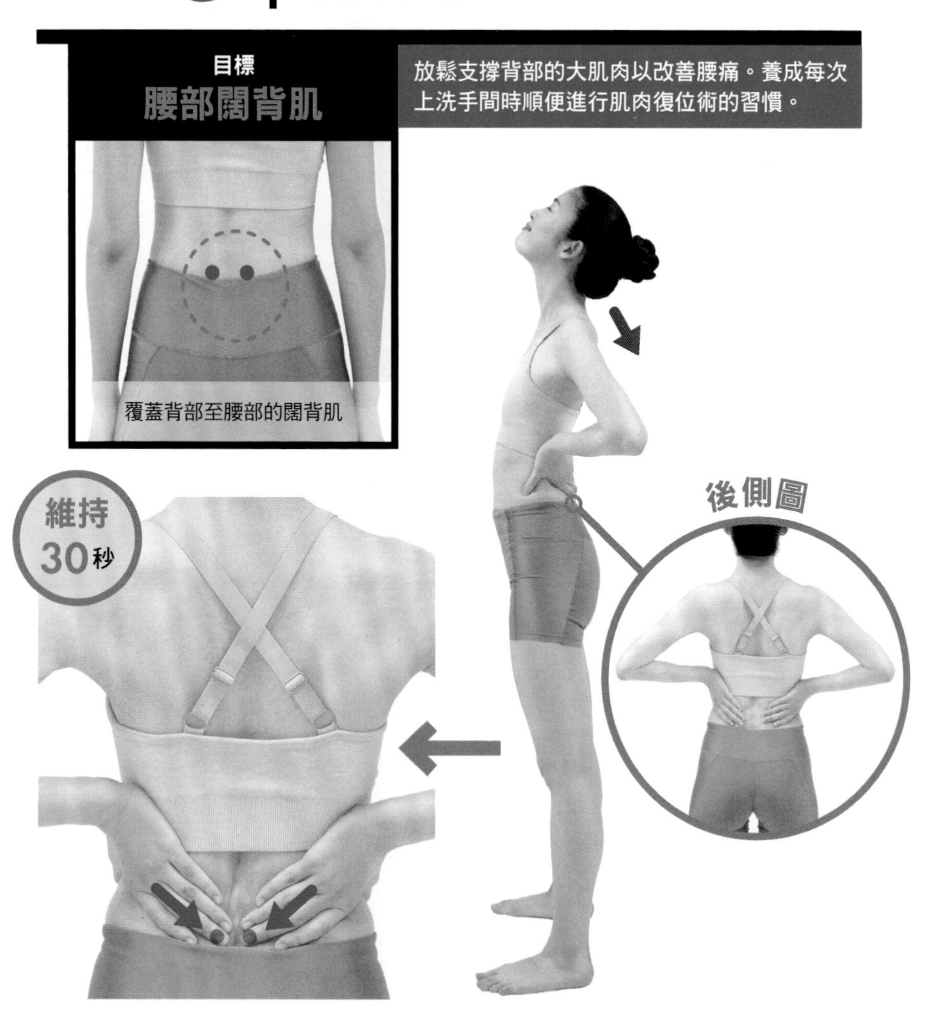

2 手指輕輕壓住肌肉的同時朝脊椎滑動

以雙手的食指至無名指指尖輕輕按壓肌肉，然後朝內側下方，即脊椎的方向滑動。維持這個姿勢30秒。

1 從左右兩側夾住腰圍一帶的肌肉

站立姿勢下，雙手置於腰圍高度。雙手指尖朝下，大拇指位於側腹，食指至小指位於背側，然後從左右兩側輕輕夾住腰部肌肉。上半身稍微後仰。

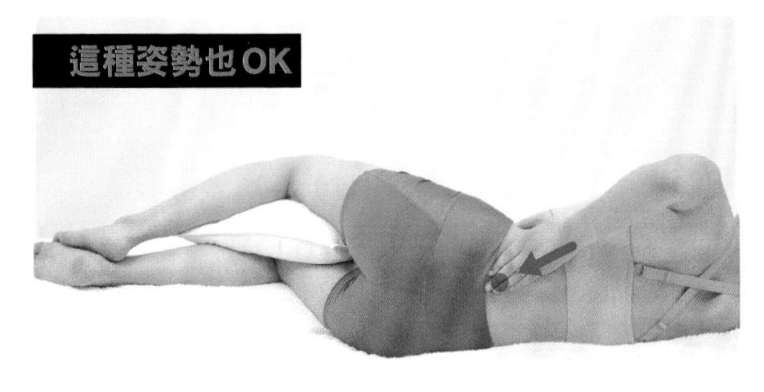

採側臥姿勢，輪流進行單側滑動

採取側臥姿勢，單手手掌置於腰上。以手掌將肌肉輕輕朝下方滑動。維持30秒後輕輕搖晃。對側也是同樣步驟。

簡易版

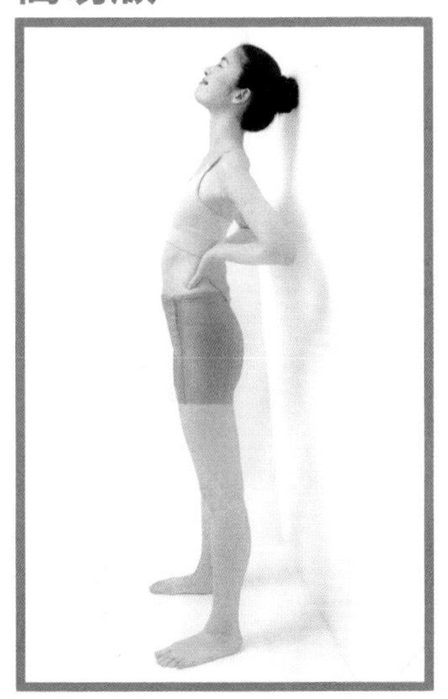

頭部頂在牆壁上

站在牆壁前面，上半身稍微後仰讓頭頂在牆壁上，然後操作同樣步驟。藉由牆壁幫忙支撐身體，讓腰部肌肉更容易放鬆。

※上半身後仰會產生強烈疼痛的人不要做。

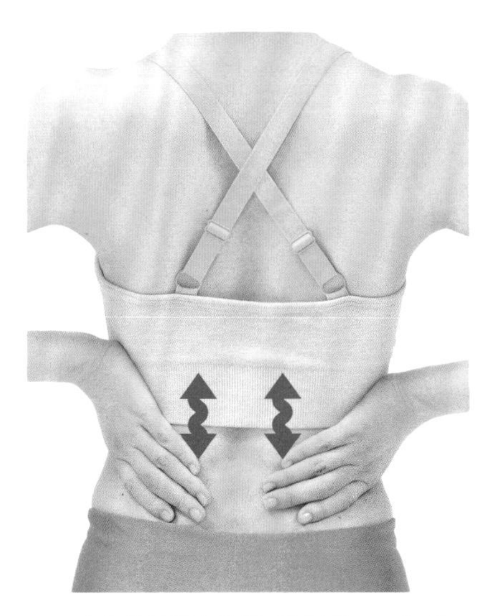

3 以指腹壓住腰部，上下輕輕搖動並重複10次

復位術 5－4

小腿肚

勤加保養肌肉促進下半身血液循環，有助消除雙腳疲勞和浮腫

復位肌肉 **腓腸肌／比目魚肌**

形成小腿肚的腓腸肌和比目魚肌是雙腳行走時不可或缺的重要肌肉。走路時用雙腳支撐體重，跑步或上下樓梯時則由單腳輪流支撐體重。

由於肌肉本身的體積小，負擔相對沉重，因此容易疲勞、容易僵硬。若再加上前屈姿勢、上了年紀的彎腰姿勢，身體為了取得平衡，可能會不自覺彎曲膝蓋，過度伸展小腿肌肉。而且只要姿勢不正確，即便是年輕人也立即感覺得到雙腳疲累。

另一方面，年齡增長和運動不足導致肌力衰退，運送血液的「幫浦作用」功效會跟著降低。這不僅造成老舊廢物堆積、肌肉變硬，還可能是引起四肢冰冷和浮腫的原因。

放鬆小腿肚，找回肌肉原有的柔軟，並且恢復幫浦功能，這些都對減輕疲勞和浮腫現象非常有幫助。長時間久坐或久站工作時，建議每隔一段時間進行30秒的肌肉復位術，肯定能夠消除沉重疲累感，讓雙腳再次變輕鬆。

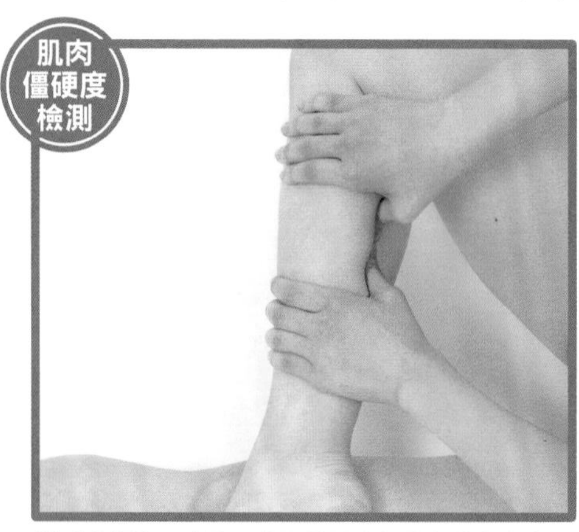

雙手大拇指用力按壓小腿肚最隆起的部位中央處。感覺疼痛代表腓腸肌／比目魚肌有緊繃問題。

《 幫助解決這一類的疼痛、不適症狀 》

❶ 浮腫

浮腫的原因是小腿肌力衰退和重力作用導致老舊廢物堆積於下肢所造成。肌肉復位術有助於讓老舊廢物隨血流排出體外。

❷ 雙腳疲勞

「疲勞」症狀是血液循環不順暢的表現，也是肌肉細胞養分不足的證據。放鬆肌肉才能有效改善血液循環。

❸ 膝蓋疼痛

由於腓腸肌和比目魚肌附著於膝蓋後方的骨骼，一旦肌肉緊繃容易造成膝蓋疼痛。放鬆肌肉附著於骨骼的部位，才能有效消除疼痛。

❹ 小腿抽筋

肌肉疲勞造成血液循環不佳，進而使養分難以確實送達肌肉細胞，這時便容易產生抽筋現象。進行肌肉復位術以放鬆肌肉，才能有效改善血液循環。

❺ 拉傷（恢復期）

肌纖維受損後的恢復期間需要足夠的養分。肌肉復位術改善血液循環，促使養分送達患部。這個方法也非常適合用於阿基里斯腱斷裂後的恢復期。

記號代表含義 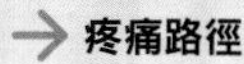 疼痛路徑  緊繃區塊 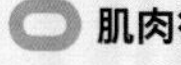 肌肉復位點 肌肉範圍

復位術 5－4

小腿肚

目標

腓腸肌／比目魚肌

小腿肚被稱為人體的「第二顆心臟」。放鬆僵硬肌肉促使下半身血液循環，全身活化時，整個人也顯得朝氣蓬勃。

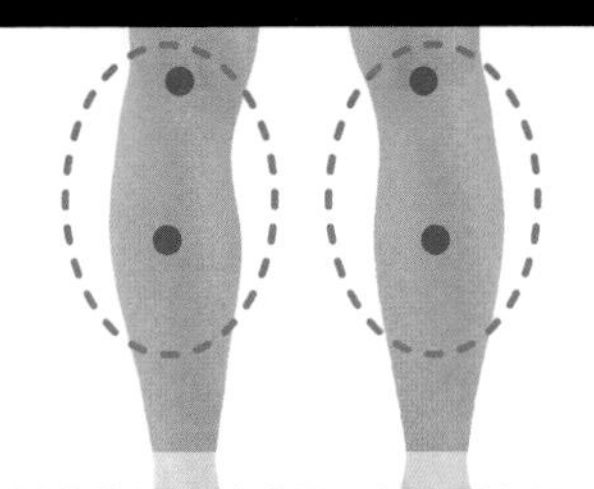

覆蓋小腿肚的腓腸肌和比目魚肌（小腿部位）

準備

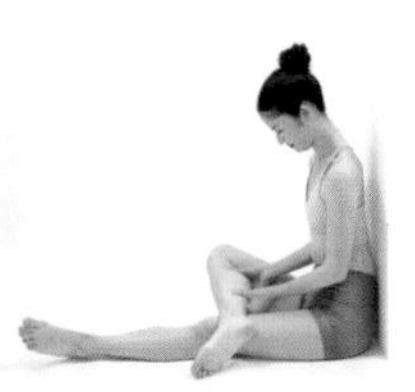

坐在牆壁前方，上半身靠在牆壁上。左腳向前伸直，彎曲右腳膝蓋並將腳踝置於左大腿上。

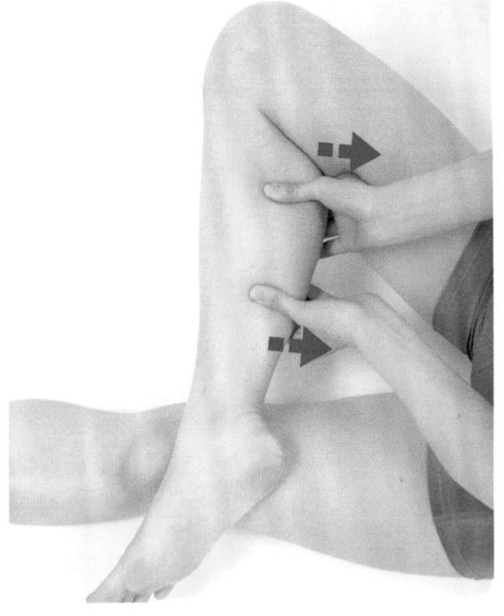

1 雙手抓握小腿肚肌肉

用雙手以上下夾住的方式抓握小腿肚隆起部位的兩端。像是將肌肉自骨骼上剝離（浮起來）的感覺輕輕朝身體方向拉動。

維持30秒

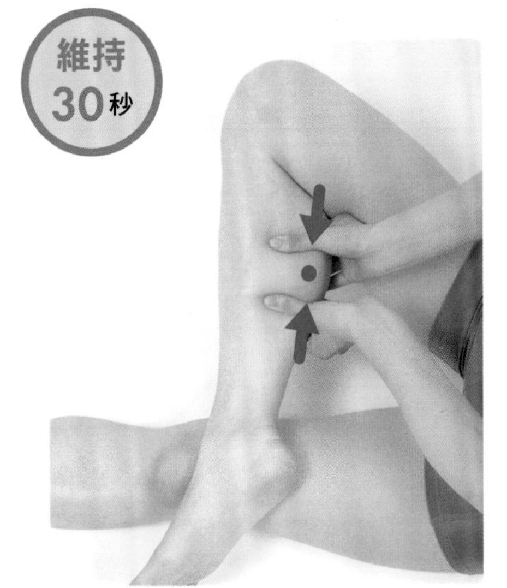

2 將肌肉朝小腿肚正中央拉動

用雙手將肌肉朝小腿肚正中央滑動。維持這個姿勢30秒。

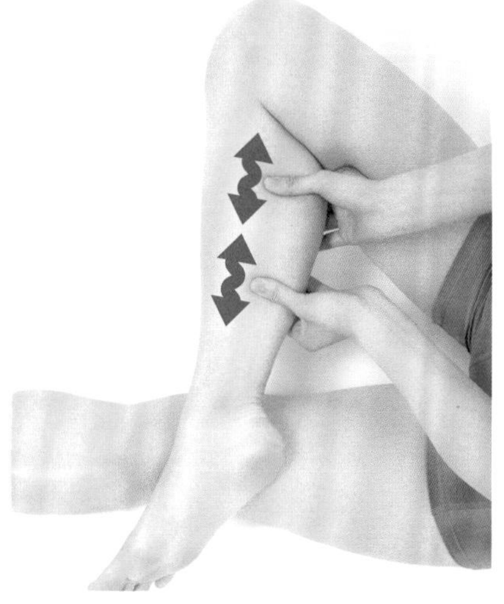

3 **雙手向左右輕輕搖動並重複10次**

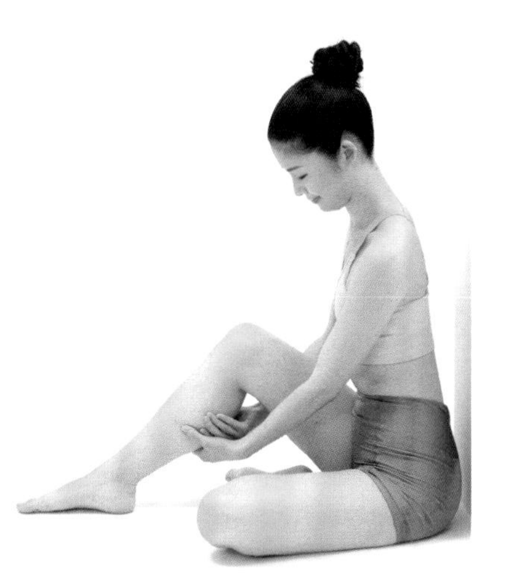

4 **立起右腳膝蓋**

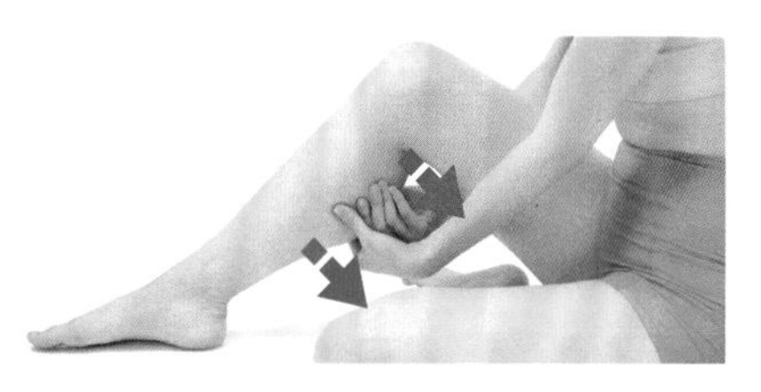

5 **用雙手從左右兩側抓握膝蓋後下方的肌肉**

用雙手從左右兩側輕輕抓握膝蓋後側下方約10cm處的肌肉。像是將肌肉自骨骼上剝離（浮起來）的感覺輕輕朝身體方向拉動。

維持30秒

6 **將雙手朝膝蓋後方滑動**

用雙手將肌肉朝膝蓋後方滑動，維持這個姿勢30秒。

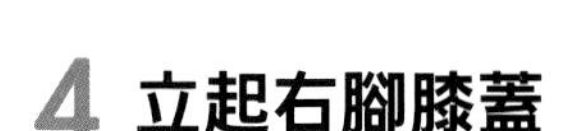

7 **輕輕上下搖動小腿肚，往返重複10次**

用雙手手掌從左右兩側托住小腿肚，輕輕上下搖動10次。對側也是同樣進行1～7的步驟。

復位術 5－5

足底

支撐雙足步行的幕後功臣
肌肉復位術有助保持柔軟性

復位肌肉 **腳趾屈肌群、足底筋膜**

作用於腳趾彎曲的足底屈肌群，以及打造足弓的足底筋膜。雖然平時不太多加留意，但確實是每天大量使用的部位。

負責微調平衡使我們雙足步行時不會跌倒的是腳趾。然而腳趾若經年累月被壓縮在鞋子裡，肌肉容易因為逐漸僵硬而無法靈活運轉。腳趾不能動，好比踩著高蹺的狀態，無法順利取得平衡時，既容易跌倒，也容易產生疼痛。

另外，足底按摩常伴隨強烈疼痛，這是足底血管受損所造成，因此我個人不太推薦。足底內出血和疼痛都可能導致無法行走。

腳趾和足底僵硬和全身疲勞息息相關，還請大家務必給予充分照顧。

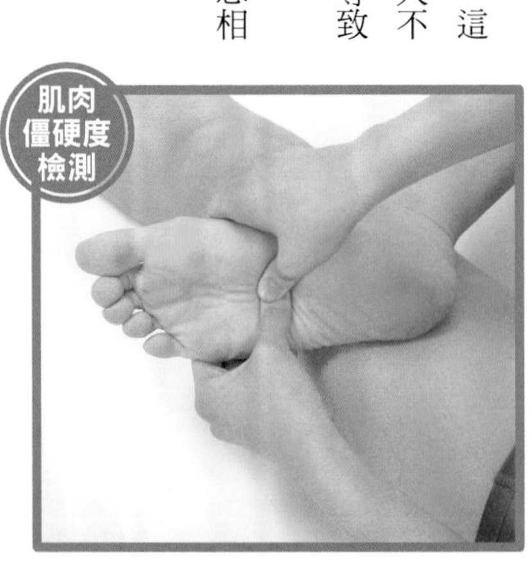

足底正中央有塊鼓起部位，雙手大拇指交疊並用力按壓這個鼓起部位下方的「輕壓凹陷處」。感覺疼痛代表腳趾屈肌群緊繃。

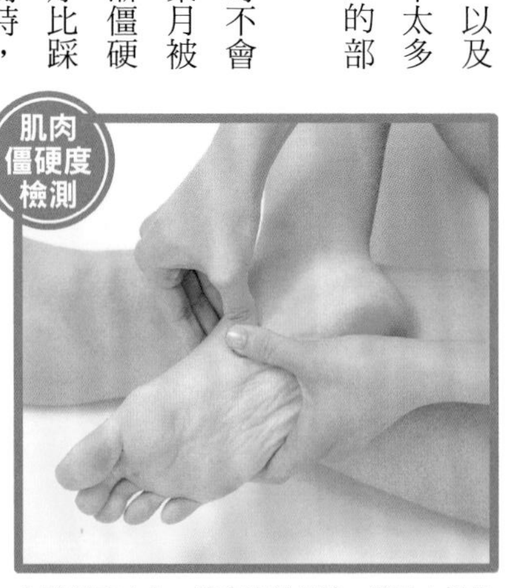

內踝斜下方有一塊突出的骨骼，雙手大拇指交疊在一起並用力按壓骨骼下端。感覺疼痛代表足底筋膜有緊繃問題。

《 幫助解決這一類的疼痛、不適症狀 》

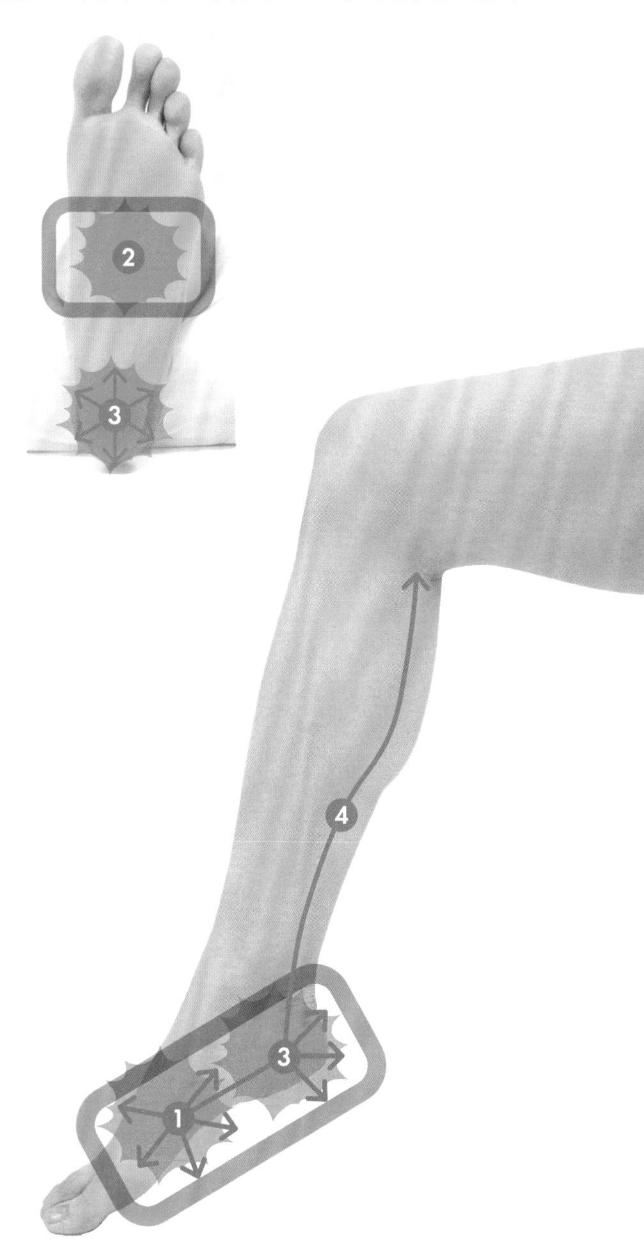

❶ 足底筋膜炎

馬拉松等長跑因過度使用足底而容易造成肌肉疲勞並引起發炎。放鬆肌肉有助緩和疲勞並減輕疼痛。

❷ 扁平足

年紀增長和運動不足造成肌力衰退；體重過重造成足弓消失，這些都是形成扁平足的原因。針對過度伸展、僵硬的肌肉進行肌肉復位術，不僅能改善血液循環，也能促使肌肉恢復彈性，找回消失的足弓。

❸ 腳跟疼痛

腳趾屈肌群和足底筋膜附著於腳跟上。年齡增長、疲累、長期不使用腳趾都會使肌肉因僵硬而疼痛。唯有放鬆肌肉才能有效消除疼痛。

❹ 膝蓋疼痛

膝蓋後側疼痛時，首要之務是放鬆足底。走太久或跑太久容易使足底肌肉因疲勞而僵硬，進而誘發膝蓋後側疼痛。

記號代表含義 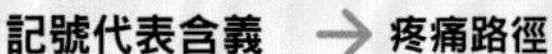 → 疼痛路徑  緊繃區塊  肌肉復位點 肌肉範圍

復位術 5-5

足底

目標

腳趾屈肌群、足底筋膜

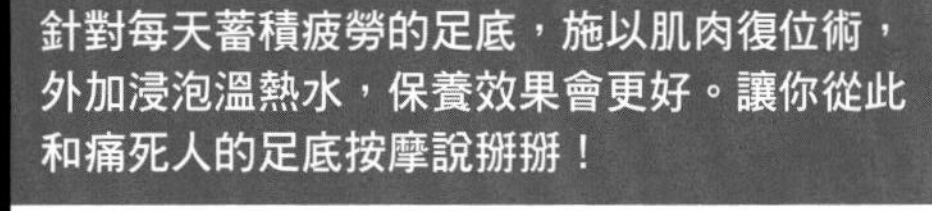

針對每天蓄積疲勞的足底，施以肌肉復位術，外加浸泡溫熱水，保養效果會更好。讓你從此和痛死人的足底按摩說掰掰！

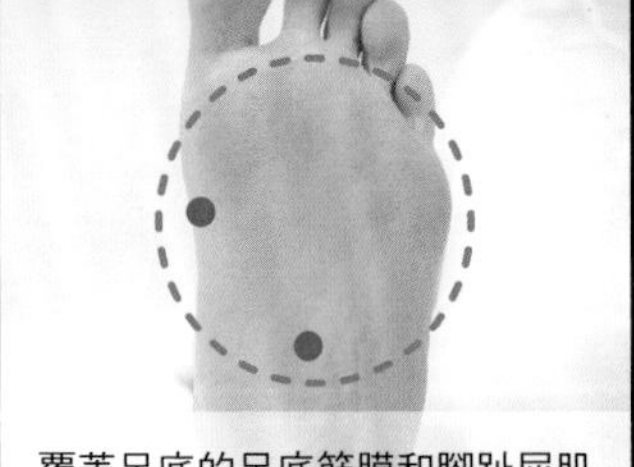

覆蓋足底的足底筋膜和腳趾屈肌群

準備

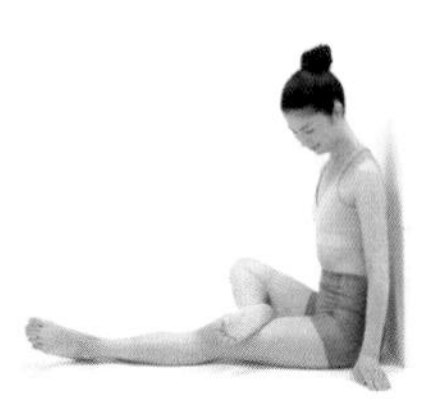

坐在牆壁前面，上半身靠在牆壁上。左腳向前伸直，彎曲右腳膝蓋並將腳踝置於左大腿上。

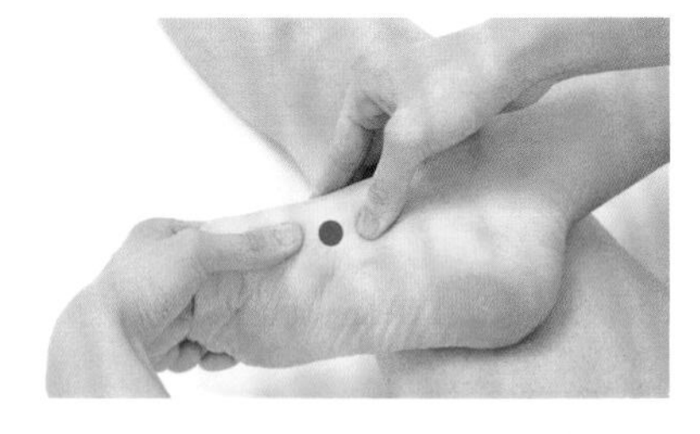

1 雙手大拇指指腹置於痛點的左右兩側

左手輕輕握住腳趾。將雙手大拇指各置於距離痛點（透過肌肉僵硬度檢測找出疼痛位置）2cm的左右兩側。

維持30秒

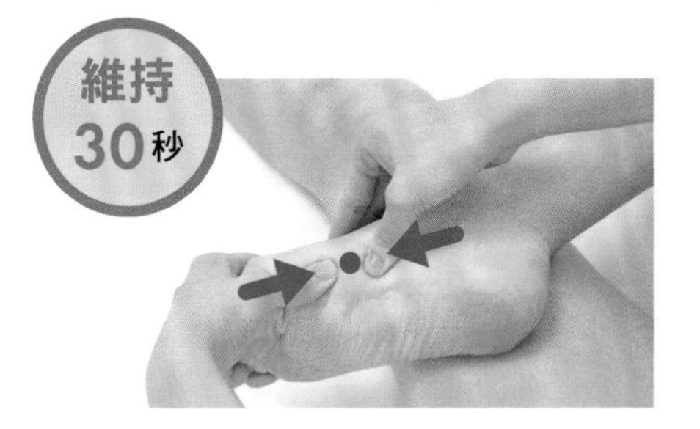

2 將足部側面的肌肉朝中間滑動

用左右側大拇指指腹輕輕夾起足部側面肌肉，然後朝中間方向滑動。維持這個姿勢30秒。

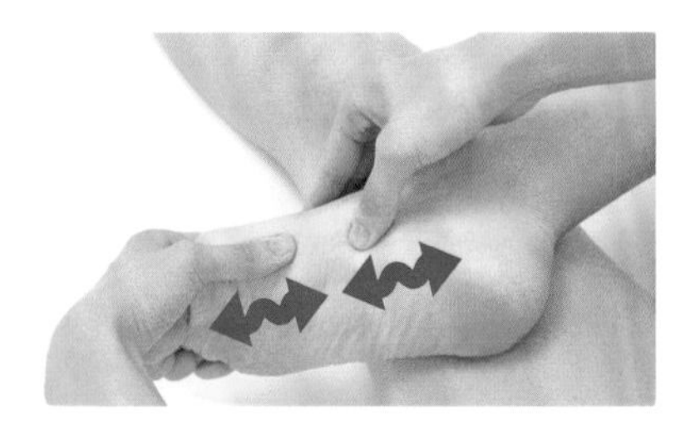

3 雙手大拇指指腹左右搖動，往返重複10次

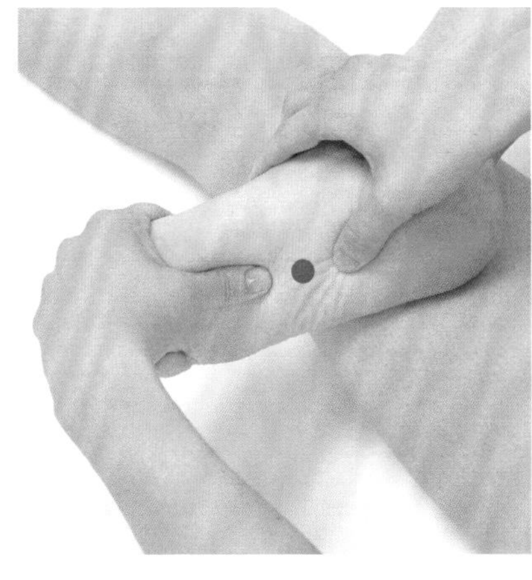

4 雙手大拇指指腹置於足底

透過肌肉僵硬度檢測找出痛點後，將雙手大拇指指腹置於距離痛點2cm的左右兩側。

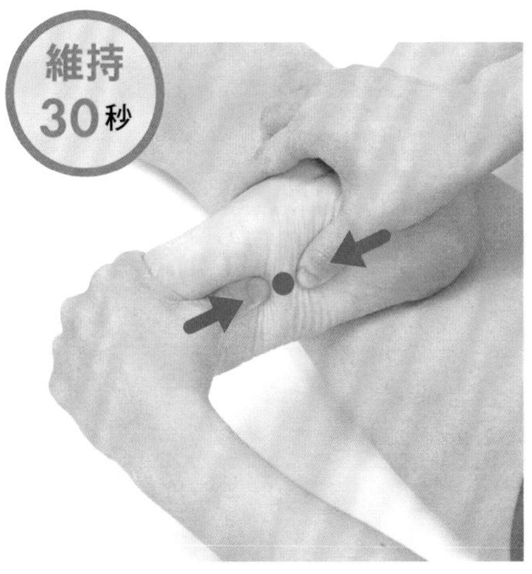

5 將足底肌肉朝中間方向滑動

用左右側大拇指輕輕按壓足底肌肉，然後指腹輕輕朝中間方向滑動。維持這個姿勢30秒。

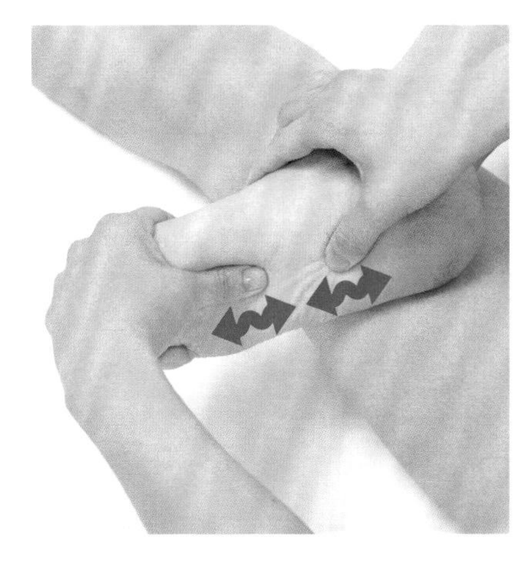

6 雙手大拇指指腹前後搖動，往返重複10次

大拇指指腹朝趾尖和腳跟方向搖動，往返重複10次。對側也是同樣進行1～6的步驟。

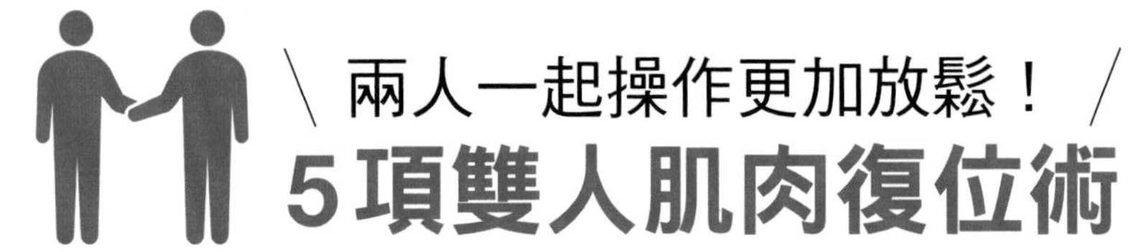

兩人一起操作更加放鬆！ 5項雙人肌肉復位術

以兩人一組的方式同樣操作本章節介紹過的「枕部／頸部」至「足底」的5種基本復位術。感受家人、伴侶的手掌溫度，讓身心更輕鬆，讓肌肉更容易放鬆。

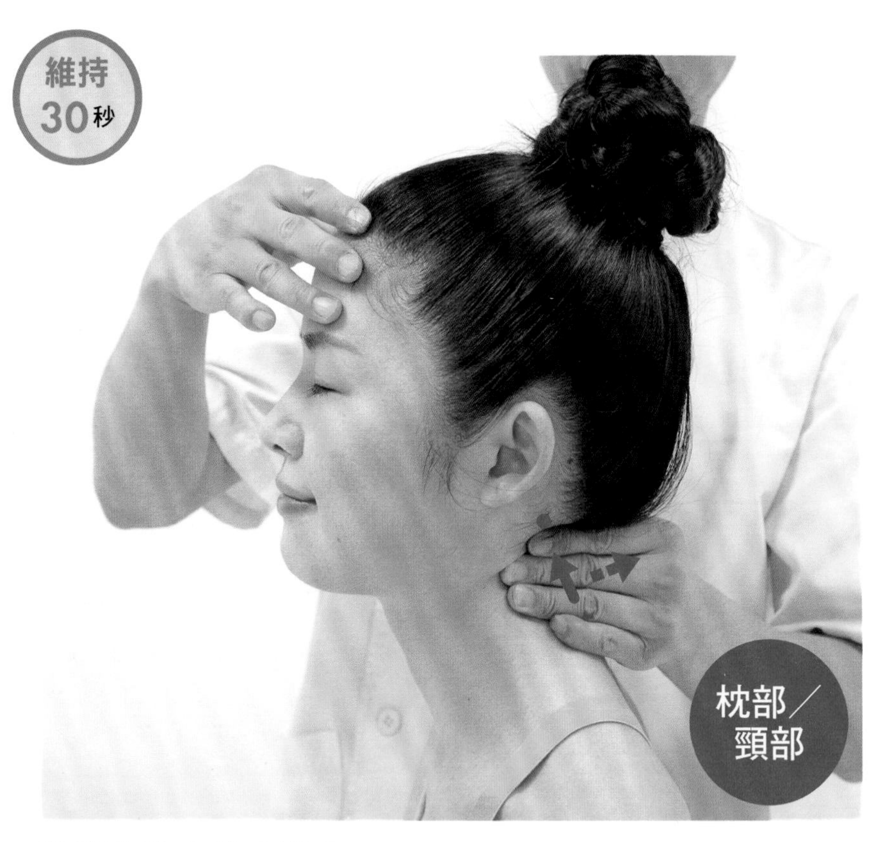

將頸部後方的大肌肉朝頭部方向滑動

右手輕輕置於對方（採取坐姿）額頭上，讓頭部後仰約15度左右。左手抓握對方頸部後方一塊縱走的大肌肉。像是將肌肉自骨骼上剝離（浮起來）的感覺輕輕向後上方拉提並朝頭部方向滑動。維持這個姿勢30秒，然後再輕輕上下搖動。

維持 30秒

肩膀

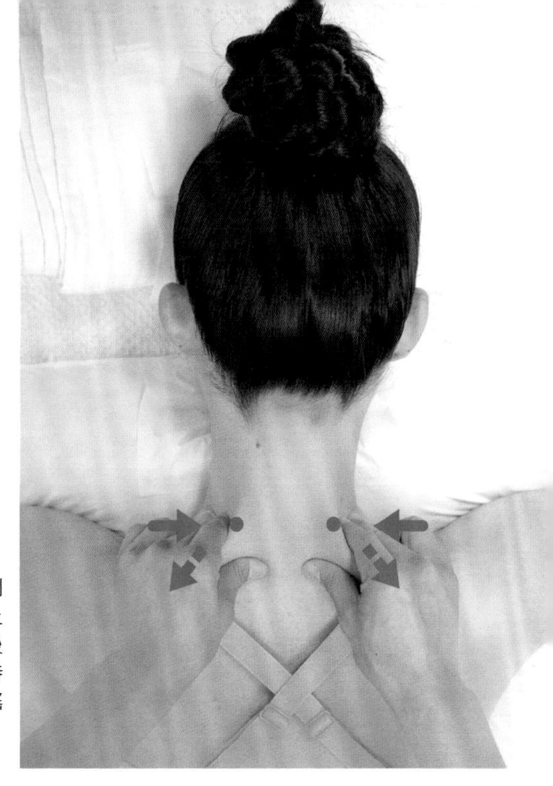

將頸根部的兩側肌肉朝中央部位拉動

請對方採取俯趴姿勢，用雙手從左右兩側抓握頸根部的肌肉，像是將肌肉自骨骼上剝離（浮起來）的感覺輕輕往上提。然後將提起的肌肉朝頸部中央部位滑動，維持這個姿勢30秒。接著用雙手手掌輕輕搖動。

腰部

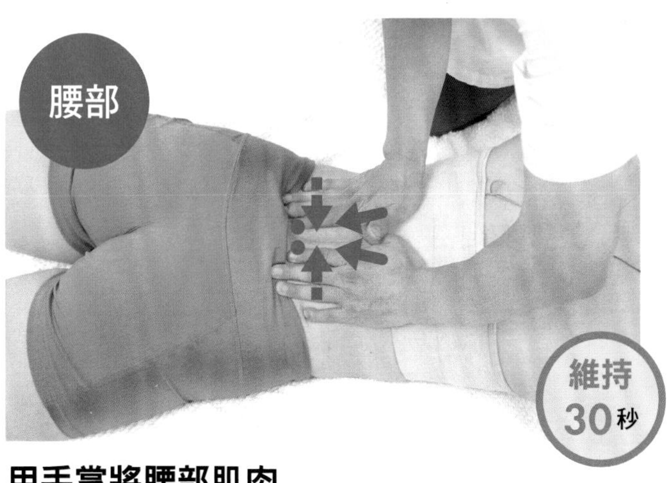

維持 30秒

用手掌將腰部肌肉朝斜下方滑動

雙手手掌置於對方（採俯趴姿勢）腰椎左右兩側。手掌輕輕朝脊椎方向移動以夾起腰部肌肉，然後將肌肉朝斜下方滑動。維持這個姿勢30秒，然後用雙手手掌輕輕上下搖動。

小腿肚

將肌肉朝小腿肚中央和膝蓋方向滑動

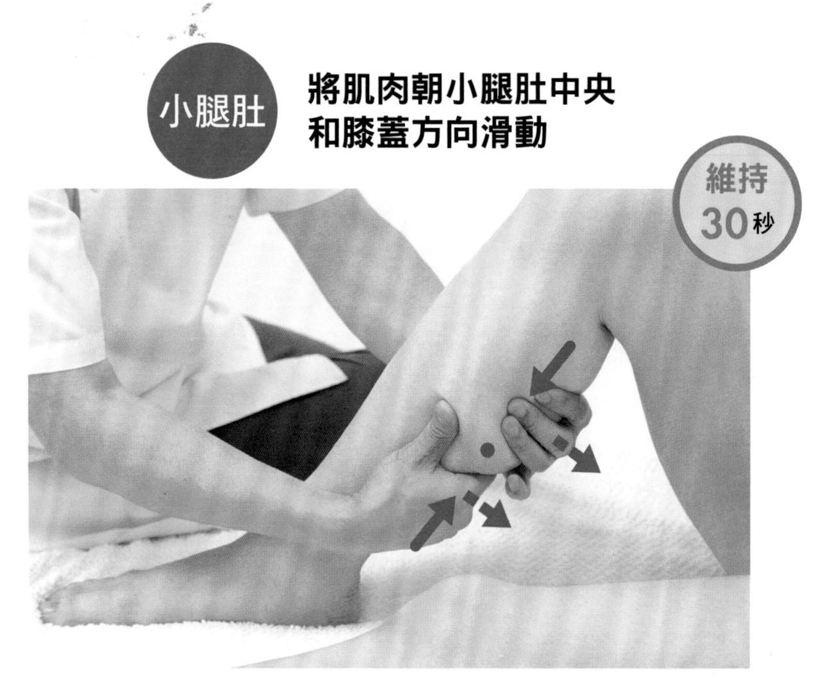

1 雙手各置於對方小腿的上下方，各從左右側輕輕夾住小腿肌肉。像是將肌肉自骨骼上剝離（浮起來）的感覺輕輕向後拉，接著左右手互相靠近以滑動肌肉。

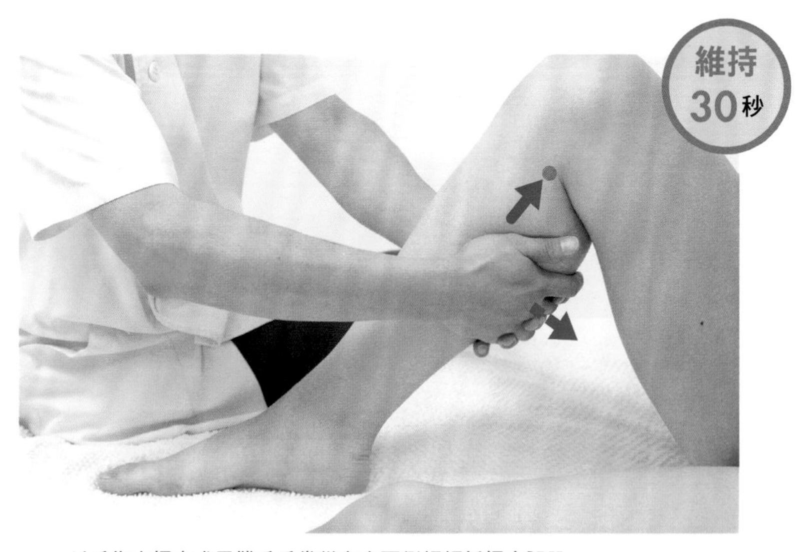

2 以手指交握方式用雙手手掌從左右兩側輕輕抓握小腿肌肉。像是將肌肉自骨骼上剝離（浮起來）的感覺輕輕向後拉，並且朝膝蓋方向滑動。接著再輕輕上下搖動。

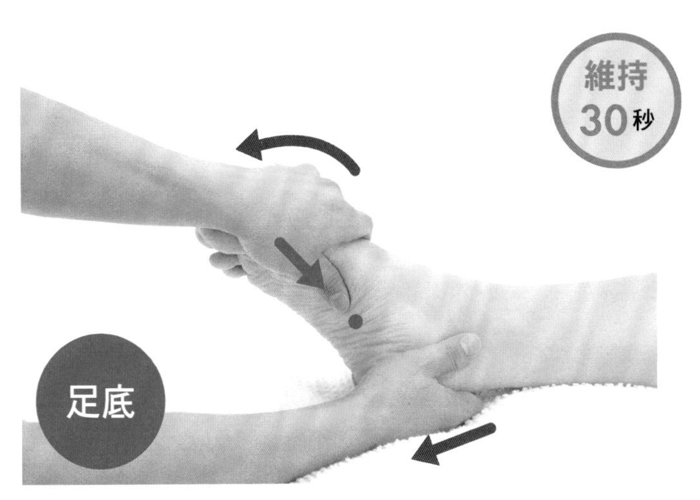

將腳跟向下拉，
大拇趾朝足底方向彎曲

左手輕輕握住對方腳趾，大拇指指腹置於足底位置。右手如同包覆般握住腳跟，然後將腳跟向下拉。用左手將大拇趾朝足底方向彎曲，並且以左手大拇指的力量將肌肉朝腳跟方向滑動。最後輕輕摩擦足底。

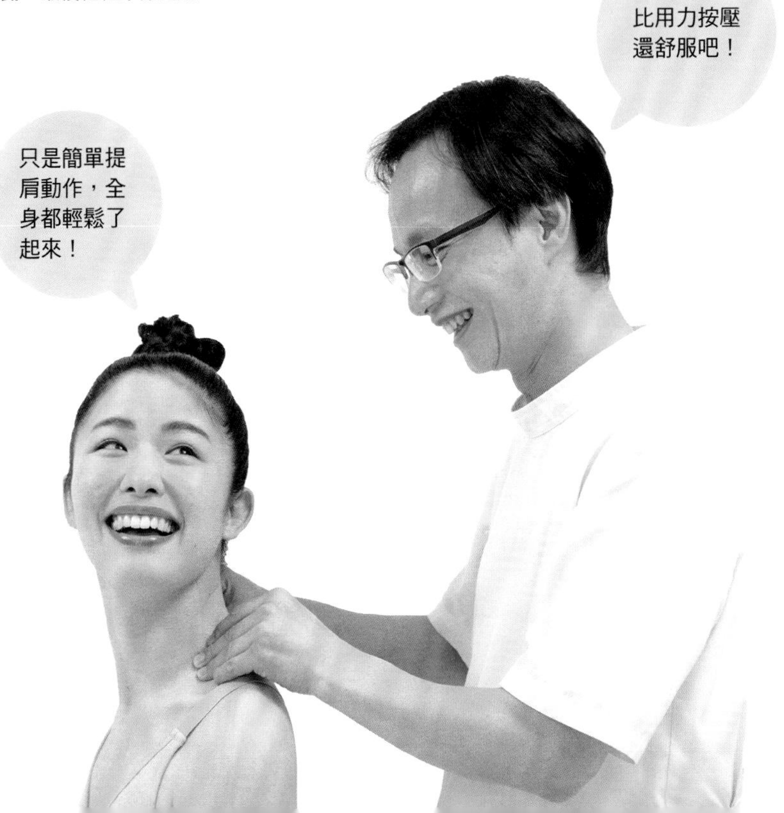

COLUMN 3

辦公室裡的
1分鐘全身肌肉復位術

我本身從事整復師工作，平時若沒有好好保養，一不留神就整個身體背側硬梆梆。畢竟我幾乎一整天都採取前屈姿勢為患者施術治療。為了避免身體過於僵硬，我經常利用兩位患者之間的1分鐘空檔時間頻繁進行放鬆背部的復位術。

這個方法能夠一舉放鬆頭部、背部、腰部、臀部和整個身體背面的肌肉。訣竅在於放鬆肩膀和手臂力量。手臂完全不用力，保持平穩的呼吸。手臂重量讓胸廓逐漸張開，呼吸加深，胸部自然愈來愈舒暢。

極為推薦給長時間從事電腦工作的人、廚師、按摩師等經常維持前屈姿勢的人。頻繁進行肌肉復位術，讓身體隨時處於不僵硬、不疼痛狀態，一整天都能精力充沛地面對工作！

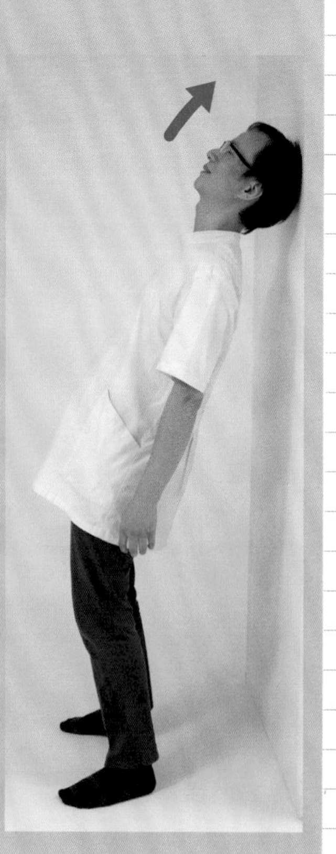

站在牆壁前，上半身稍微後傾讓頭部頂在牆壁上。膝蓋微彎，放鬆肩膀和手臂力量，找出背部最放鬆的角度。維持這個姿勢1分鐘，閉上眼睛，平穩地慢慢呼吸。

PART 4

解決煩惱！

肌肉復位術

頸部僵硬

利用操作電腦或家事之餘
放鬆支撐頭部和手臂的肌肉

頸部僵硬的原因除了斜方肌（請參考P54～、P58～）外，還有頭夾肌、胸鎖乳突肌、斜角肌、提肩胛肌等肌肉的緊繃。

頭夾肌、胸鎖乳突肌、斜角肌都是負責支撐頭部的肌肉。長期為了支撐並固定頸部而不斷累積疲勞，久而久之開始出現僵硬、疼痛等症狀。

尤其駝背或長時間維持前屈姿勢的人，更容易有重度僵硬的傾向。為了支撐較正常位置向前突出的頭部，肌肉容易緊繃。

至於提肩胛肌，由於經常受到來自頸部和手臂兩者的拉扯，容易疲勞也容易僵硬。特別是手臂向前伸直時，拉扯的緊繃感更是強烈。除了長時間操作電腦或手機，其實料理三餐、打掃、洗衣服等家事也都會造成肌肉僵硬，平時若不好好保養，緊繃僵硬情況可能容易惡化。

肌肉復位術是一種工作中或移動中的空檔隨時可以操作的放鬆手法。長時間進行電腦或手機作業時，建議每隔一段時間稍作休息，放鬆一下，肯定能夠馬上感受到頸部變輕鬆。每天持續操作還有助頭部恢復至正常位置。

對其他肌肉也有放鬆效果！

- 斜方肌（P54～P55、P58～P59）
- 提肩胛肌（肩側）（P94～P95）
- 三角肌（P104～P105）
- 闊頸肌（P144）

解決煩惱！ 頸部僵硬

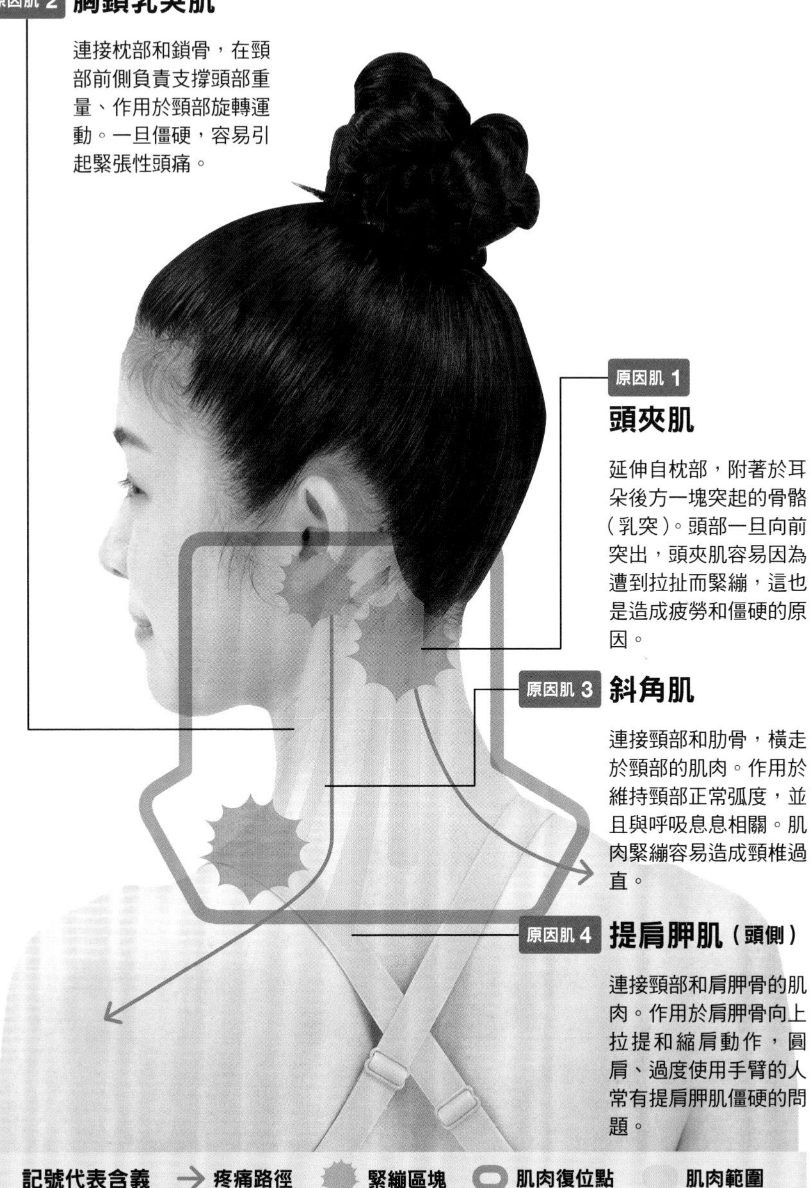

原因肌 2 胸鎖乳突肌

連接枕部和鎖骨，在頸部前側負責支撐頭部重量、作用於頸部旋轉運動。一旦僵硬，容易引起緊張性頭痛。

原因肌 1 頭夾肌

延伸自枕部，附著於耳朵後方一塊突起的骨骼（乳突）。頭部一旦向前突出，頭夾肌容易因為遭到拉扯而緊繃，這也是造成疲勞和僵硬的原因。

原因肌 3 斜角肌

連接頸部和肋骨，橫走於頸部的肌肉。作用於維持頸部正常弧度，並且與呼吸息息相關。肌肉緊繃容易造成頸椎過直。

原因肌 4 提肩胛肌（頭側）

連接頸部和肩胛骨的肌肉。作用於肩胛骨向上拉提和縮肩動作，圓肩、過度使用手臂的人常有提肩胛肌僵硬的問題。

原因肌 1 頭夾肌

長時間操作手機或電腦的人特別需要放鬆這塊肌肉。放鬆有助於防止頸部變得跟板子一樣硬。

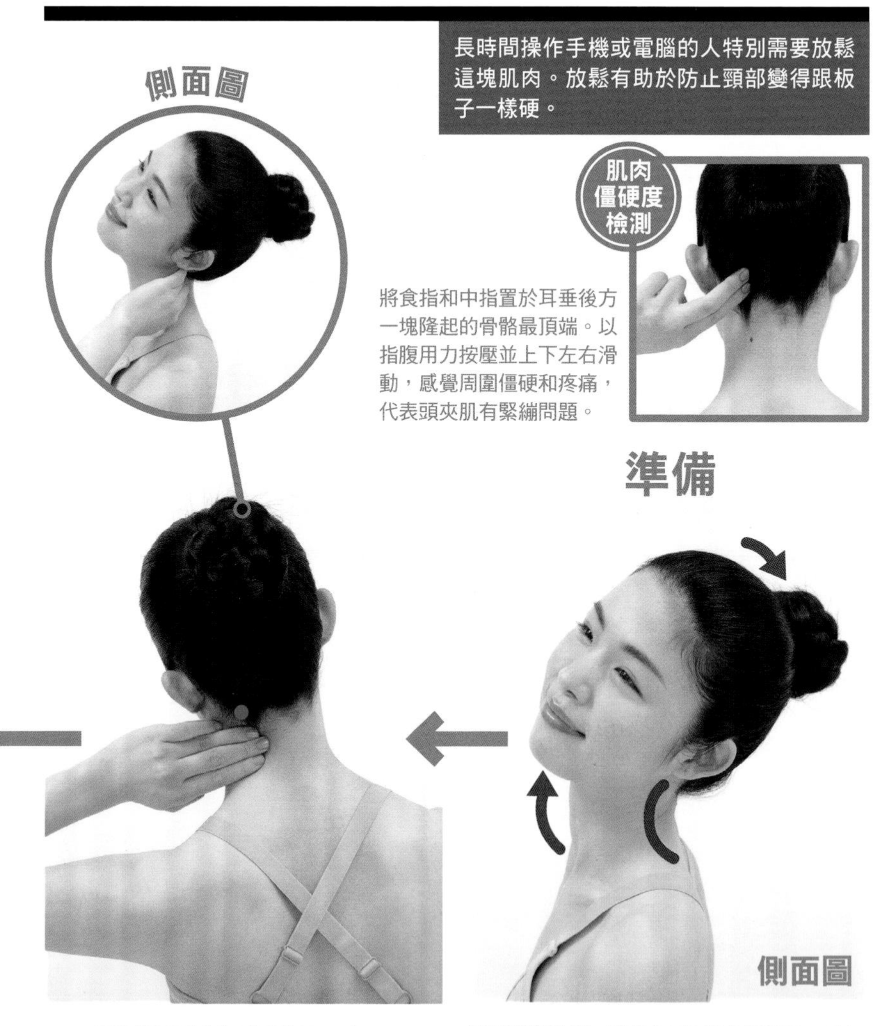

將食指和中指置於耳垂後方一塊隆起的骨骼最頂端。以指腹用力按壓並上下左右滑動，感覺周圍僵硬和疼痛，代表頭夾肌有緊繃問題。

頭部稍微後傾，臉部由正面朝左側轉動45度。

1 手指置於痛點下方3cm處

透過肌肉僵硬度檢測找出僵硬痛點，將食指至無名指置於痛點下方3cm處。調整頭部角度至感覺肌肉最柔軟的位置。

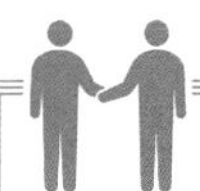

雙人肌肉復位術

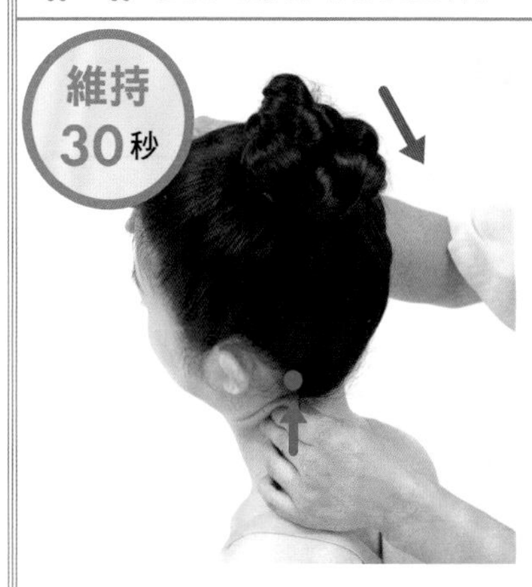

以右手扶著對方（採取坐姿）的額頭並讓頭部稍微向後傾，臉部稍微轉向左側。將左手食指和中指置於痛點下方約3cm的地方，然後以食指、中指和大拇指輕輕夾起頭夾肌，朝上方／外側滑動。維持這個姿勢30秒，然後輕輕搖動。對側也是同樣步驟。

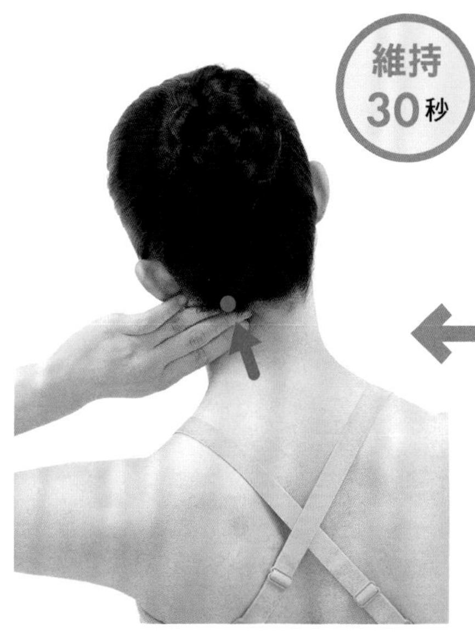

2 將手指按壓的肌肉朝痛點處滑動

以3根手指輕輕按壓肌肉，然後朝痛點處滑動。維持這個姿勢30秒。

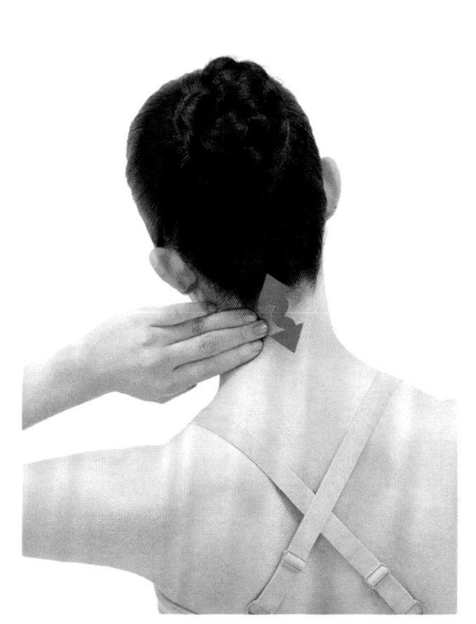

3 以指腹上下搖動肌肉，往返重複10次

對側也是同樣進行1～3的步驟。

原因肌 2 胸鎖乳突肌

無法大幅度旋轉頭部時，可能是胸鎖乳突肌僵硬所致。只要放鬆這塊肌肉，便能輕～鬆旋轉頸部。

肌肉僵硬度檢測

將食指和中指置於耳垂後方一塊隆起的骨骼下端。用力按壓後若感覺僵硬和疼痛，代表胸鎖乳突肌有緊繃問題。

準備

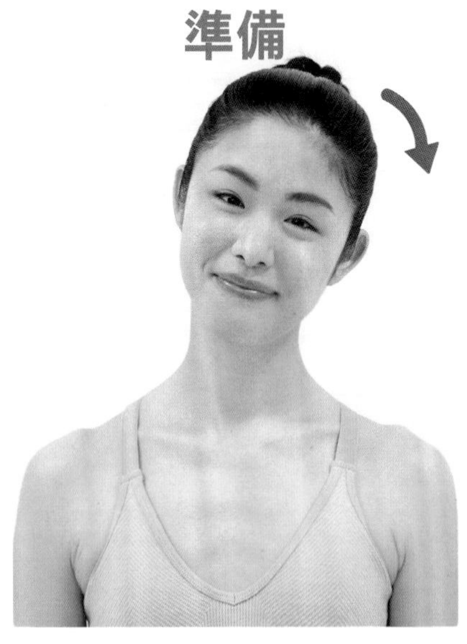

坐在椅子上，頭部稍微向左側傾斜，放鬆頸部左側肌肉。

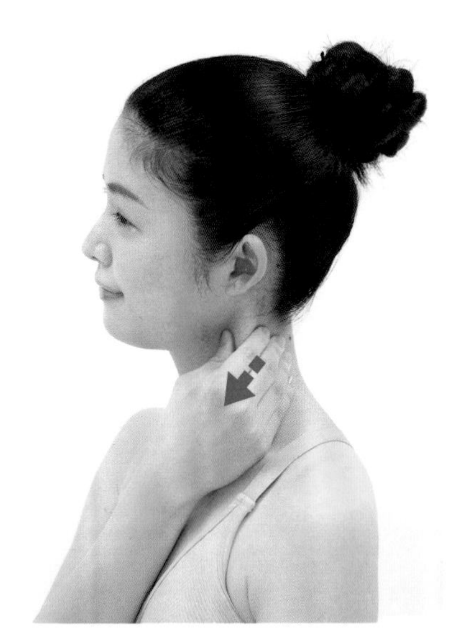

1 輕輕抓起頸部側邊的肌肉

輕輕抓起縱走於頸部側邊的大肌肉，像是將肌肉自骨骼上剝離（浮起來）的感覺輕輕向側邊拉動。

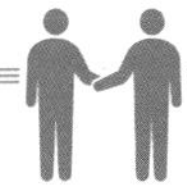

雙人肌肉復位術

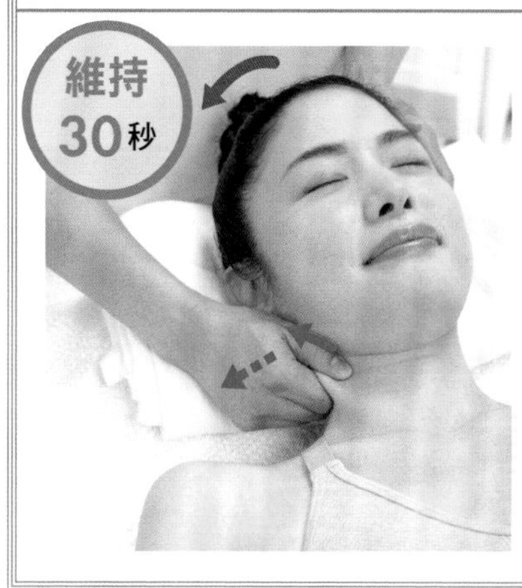

將對方（採仰躺姿勢）的頭稍微向側邊傾斜，輕輕抓起縱走於頸部側邊的大肌肉。像是將肌肉自骨骼上剝離（浮起來）的感覺輕輕往側邊拉提，並且朝耳朵後方滑動。維持30秒後，小幅度搖動，往返重複10次。對側也是同樣步驟。

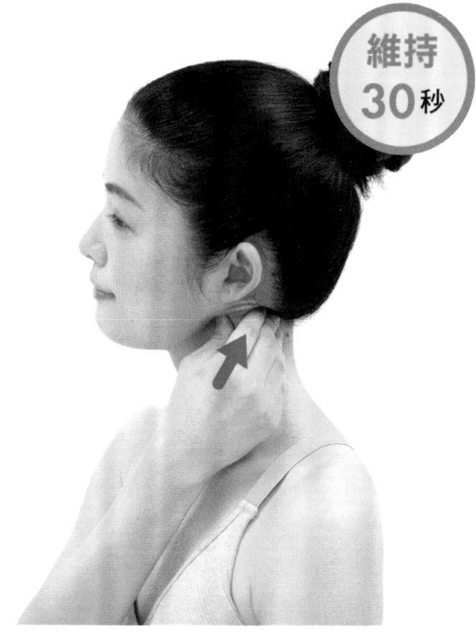

2 將拉提的肌肉朝耳朵方向滑動

將拉起來的肌肉朝耳朵後方隆起的骨骼方向滑動。維持這個姿勢30秒。

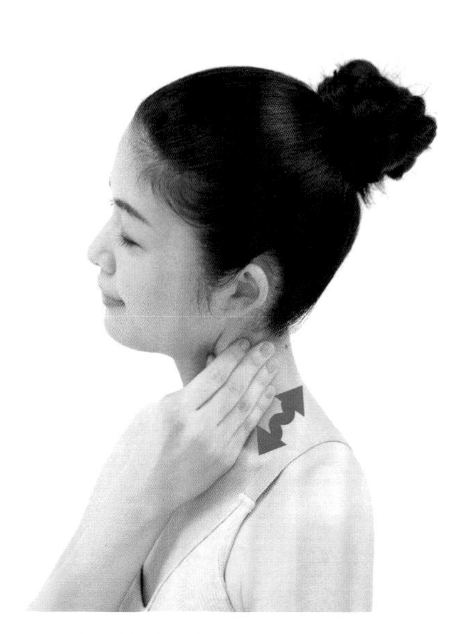

3 抓著肌肉輕輕上下搖動，往返重複10次

對側也是同樣進行1～3的步驟。

原因肌 3 斜角肌

斜角肌是打造頸部正確弧度的肌肉。一旦僵硬容易誘發頸部側邊僵硬或手臂發麻等症狀，平時務必好好保養。

肌肉僵硬度檢測

以食指和中指由上而下用力按壓鎖骨正中央的上方後側凹槽。接著前後左右搖動，感覺這個部位至手臂有些許刺痛，代表斜角肌有緊繃問題。

維持30秒

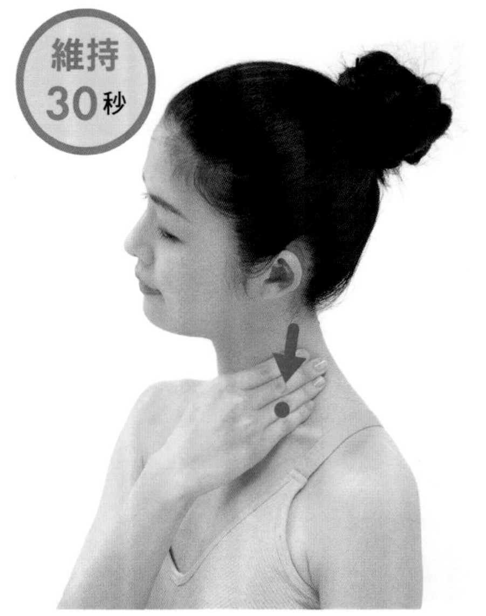

1 用手指將頸部側邊肌肉朝鎖骨方向滑動

將食指至小指置於頸部左側靠近肩膀的地方。輕輕按壓肌肉並朝鎖骨上方的凹槽滑動。維持這個姿勢30秒。

準備

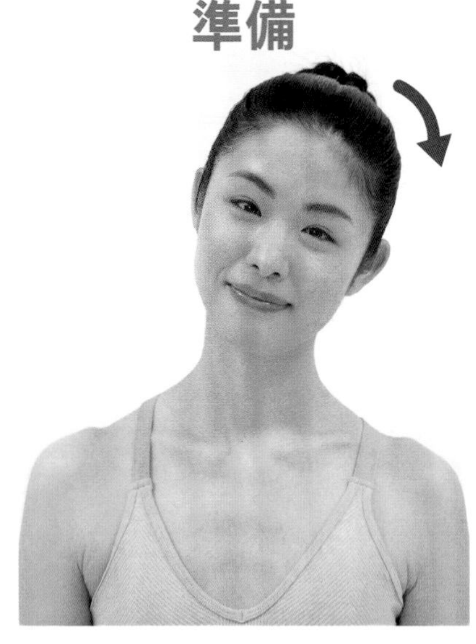

坐在椅子上，頭部稍微向側邊傾斜，放鬆頸部側邊的肌肉。

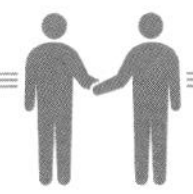

雙人肌肉復位術

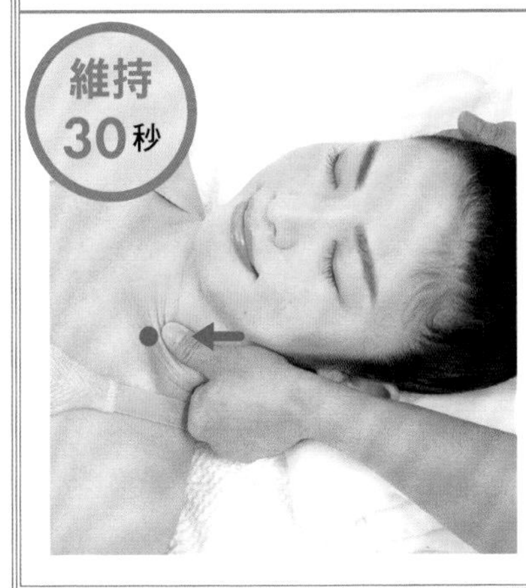

將對方（採仰躺姿勢）的頭稍微向左側傾斜。用左手輕輕抓握頸部左側下方的肌肉，然後以大拇指指腹將肌肉朝鎖骨上方的凹槽滑動，維持這個姿勢30秒。接著小幅度前後搖動，往返重複10次。對側也是同樣步驟。

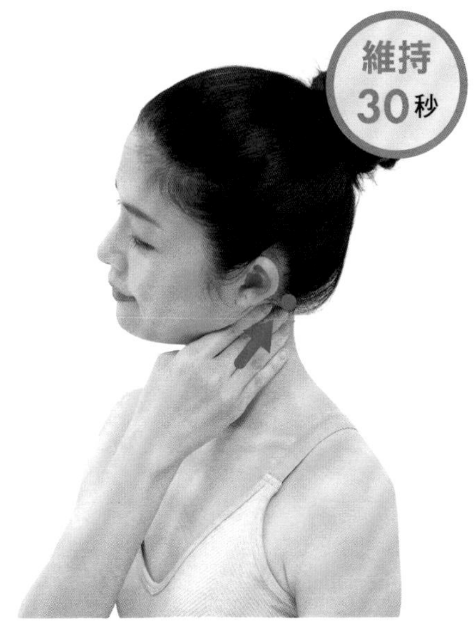

2 將肌肉朝上方滑動

手指置於頸部和頭部交界處偏下方的地方，用手指將肌肉朝上方滑動，維持這個姿勢30秒。

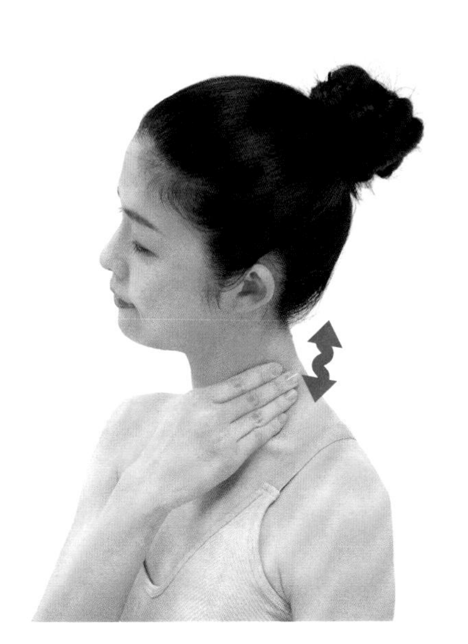

3 以指腹輕輕上下搖動頸部肌肉，往返重複10次

對側也是同樣進行1～3的步驟。

原因肌 4 提肩胛肌（頭側）

放鬆僵硬的提肩胛肌，使肩胛骨動作更加靈活。不僅改善頸部血流，也有助緩解肩頸僵硬。

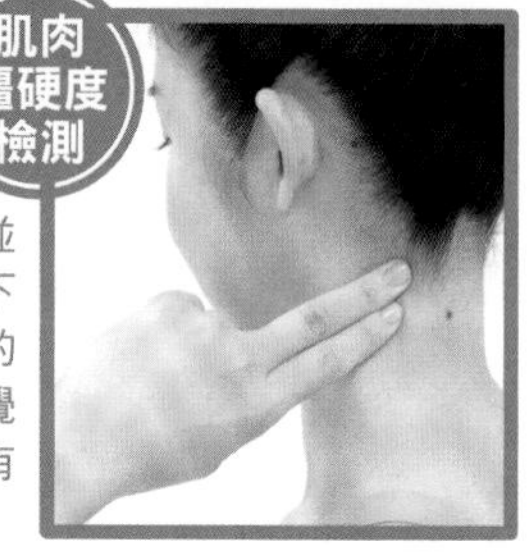

找到枕部下端隆起的骨骼，並以食指和中指用力按壓骨骼下三指處，也就是頭部和頸部的交界處附近，前後刺激時感覺僵硬和疼痛，代表提肩胛肌有緊繃問題。

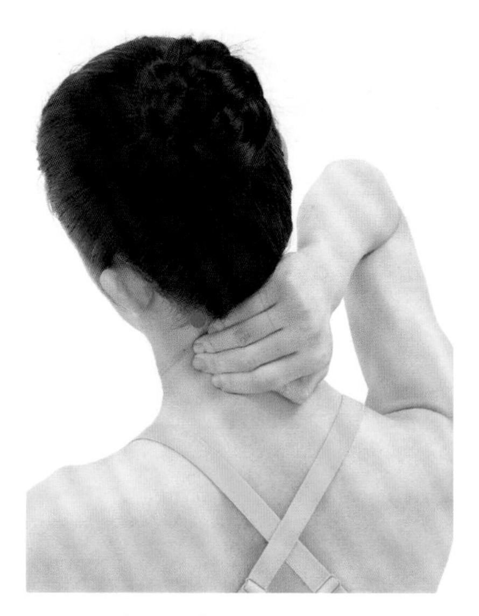

準備

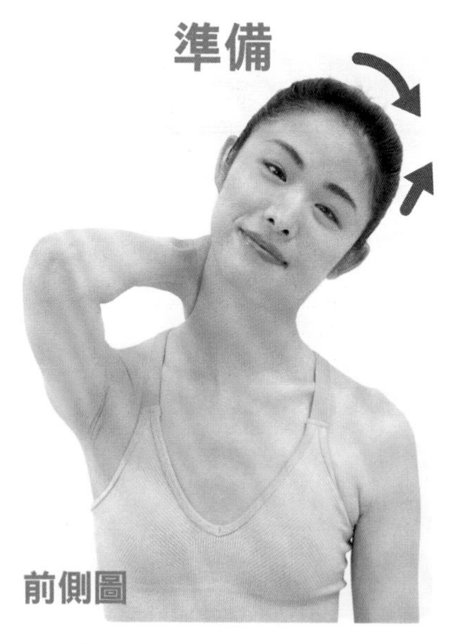

將頭部稍微朝左後方傾倒。用右手從頸部後方將頸部轉向左側。

1 用指腹將肌肉向後拉動

將食指至無名指置於痛點下方3cm處，並用手指指腹將縱走的頸部肌肉向後拉動。

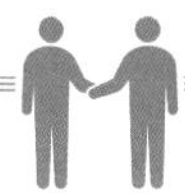

雙人肌肉復位術

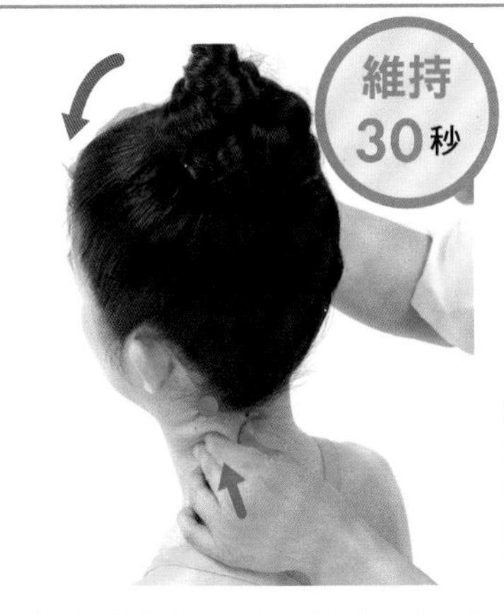

將對方的頭部稍微朝斜後方傾斜。右手撐住對方的頭，左手輕輕抓握痛點（透過肌肉僵硬度檢測找出痛點）下方約3cm處的肌肉，並且朝痛點處滑動。維持30秒之後，輕輕搖動一下。對側也是同樣步驟。

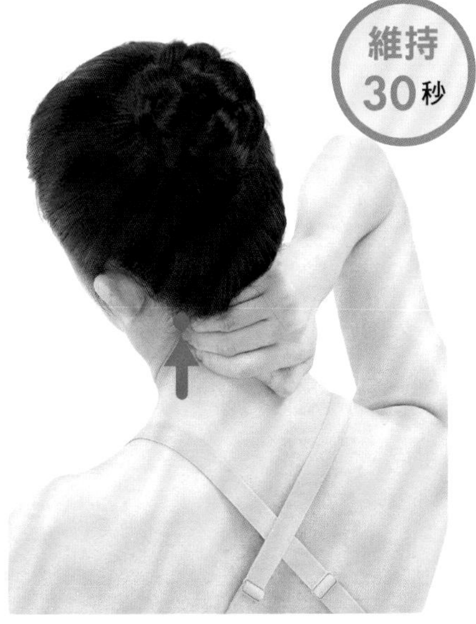

2 利用指腹將肌肉朝痛點處拉動

利用指腹輕輕拉住肌肉，並且朝痛點處滑動，維持這個姿勢30秒。

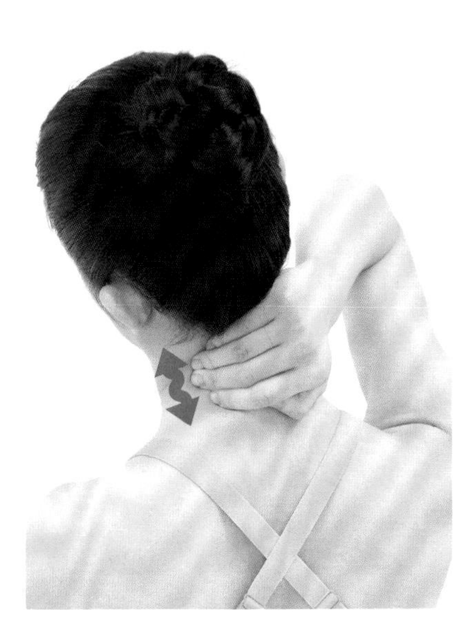

3 以指腹小幅度上下搖動肌肉，往返重複10次

對側也是同樣進行1～3的步驟。

肩膀僵硬

解決肩膀僵硬的關鍵是手臂和胸部
張開緊縮的胸膛，整個人神清氣爽！

肩膀僵硬的主因和頸部僵硬相同，都是頭部位置和姿勢所造成。現代人的生活少不了手機和電腦，但長時間維持前屈姿勢或駝背的話，肩膀附近的肌肉容易因為緊繃而僵硬。

需要進行肌肉復位術的肌肉是斜方肌（請參考P54～、P58～）和造成頸部僵硬的提肩胛肌，以及「手臂和胸部」。

需要復位術的手臂肌肉是肱二頭肌。這個部位容易因為抬舉重物而變僵硬，尤其提袋掛於手肘上的方式更容易造成肌肉嚴重緊繃。上街購物等長時間提著重物造成沉重負擔，很可能短短數個鐘頭內，肩膀至手臂已經僵硬到不行。

放鬆胸部肌肉對解決肩膀僵硬有出乎意外之外的效果。前屈姿勢造成胸部肌肉、胸大肌因收縮而僵硬，由於胸大肌連接至肩胛骨，一旦胸大肌僵硬，這個緊繃連鎖反應將經由肩胛骨延伸至手臂，再經由手臂延伸至頸部和背部斜方肌。

演變成這種情況時，再怎麼拼命放鬆肩膀也無濟於事，難以澈底解決問題。必須同時針對胸部和手臂進行復位術，才能消除一連串的緊繃連鎖反應，讓肩膀和手臂變輕鬆。

對其他肌肉也有放鬆效果！

- 斜方肌（P54～P55、P58～P59）
- 胸鎖乳突肌（P82～P83）
- 斜角肌（P84～P85）
- 三角肌（P104～P105）
- 肱三頭肌（P108～P109）
- 前鋸肌（P110～P111）
- 大拇指／手指肌群（P130～P133）

解決煩惱！肩膀僵硬

原因肌 1
肱二頭肌

肱二頭肌是位於上臂內側的肌肉。作用於彎曲手肘、提重物、使用筷子等。

原因肌 3
提肩胛肌（肩側）

自頸部延伸至肩胛骨的肌肉，作用於向上抬起肩胛骨。僵硬造成肩胛骨動作受到限制，並且使肩膀僵硬情況惡化。

原因肌 2
胸大肌

位於胸部一帶，連接鎖骨和上臂。一旦養成前屈姿勢的習慣，肌肉會因為一直處於收縮狀態而逐漸僵硬，而這也是肩膀僵硬的導火線。

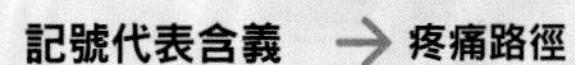
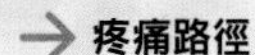

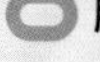
記號代表含義　疼痛路徑　緊繃區塊　肌肉復位點　肌肉範圍

原因肌 1 肱二頭肌

肱二頭肌可說是肩膀和手臂之間的「橋梁」，與手臂動作有密切關係，因此容易蓄積疲勞。平時務必做好放鬆保養工作。

肌肉僵硬度檢測

手臂平舉時，肩膀前後各形成一個凹槽，用手指使力按壓以刺激前側凹槽。感覺僵硬和疼痛，代表肱二頭肌有緊繃問題。

準備

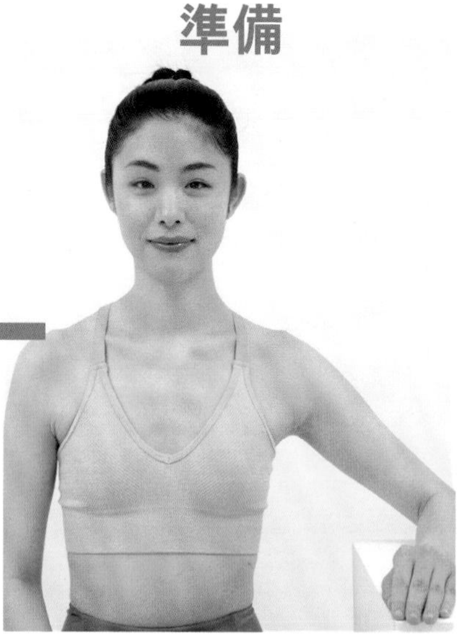

左手肘置於桌面上，輕微彎曲手肘。提高手肘高度有助放鬆上臂肌肉，桌子若太低，可以墊幾本書以調整高度。

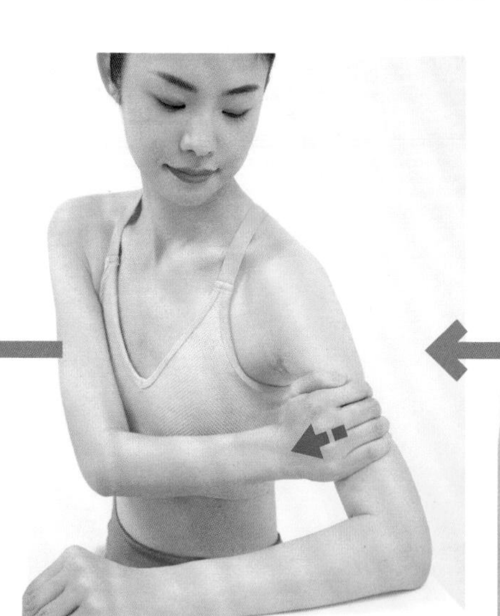

1 輕柔抓握上臂，將肌肉自骨骼上剝離

用右手輕柔包覆上臂，像是將肌肉自骨骼上剝離（浮起來）的感覺輕輕握住。

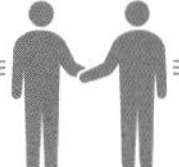

雙人肌肉復位術

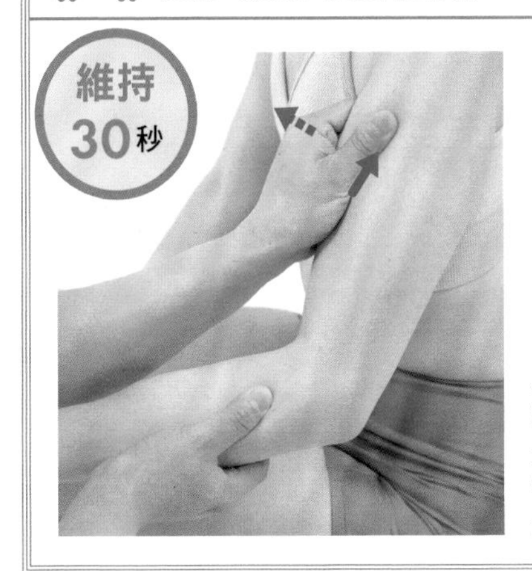

用右手扶著對方的手肘下方，左手輕輕握住肩膀下方的肌肉（像是將肌肉自骨骼上剝離的感覺）。抓握肌肉朝肩關節方向滑動。維持這個姿勢30秒，然後小幅度地搖動肌肉。對側也是同樣步驟。

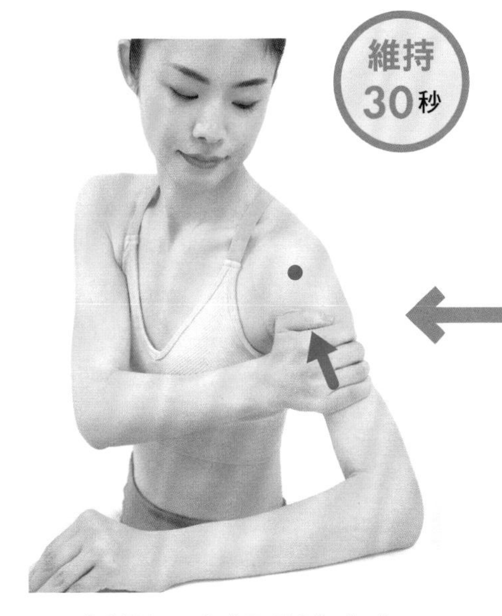

2 抓握肌肉朝肩膀方向滑動

抓握肌肉並朝肩膀方向滑動，維持這個姿勢30秒。

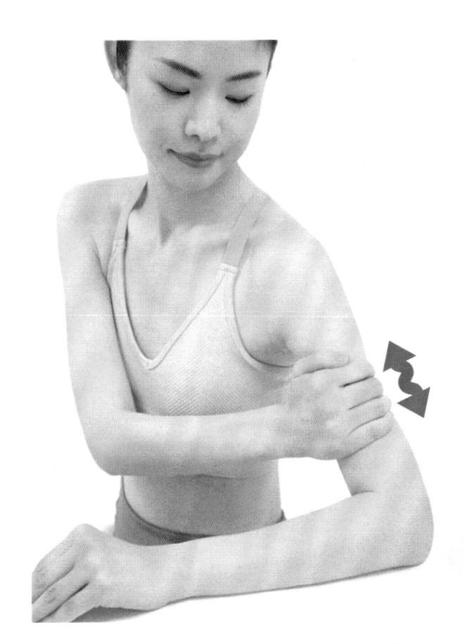

3 抓握肌肉輕輕上下搖動，往返重複10次

對側也是同樣進行1～3的步驟。

原因肌 2 胸大肌

放鬆胸大肌可以避免肩胛骨被向前拉扯，並且使肩胛骨恢復正常位置。如此一來，便能減輕肩膀所承受的沉重負擔。

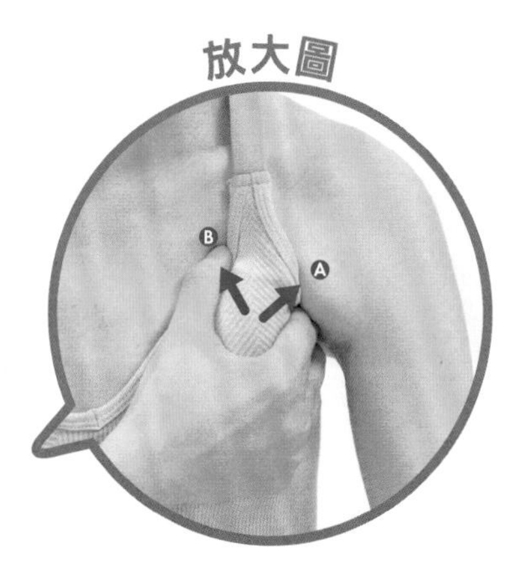

肌肉僵硬度檢測

以食指至無名指用力按壓腋下至鎖骨之間，感覺僵硬和疼痛，代表胸大肌有緊繃問題。

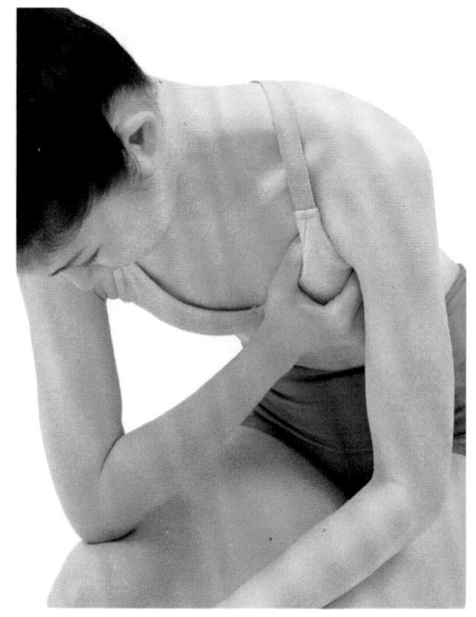

1 用右手輕柔抓握腋下前側的肌肉

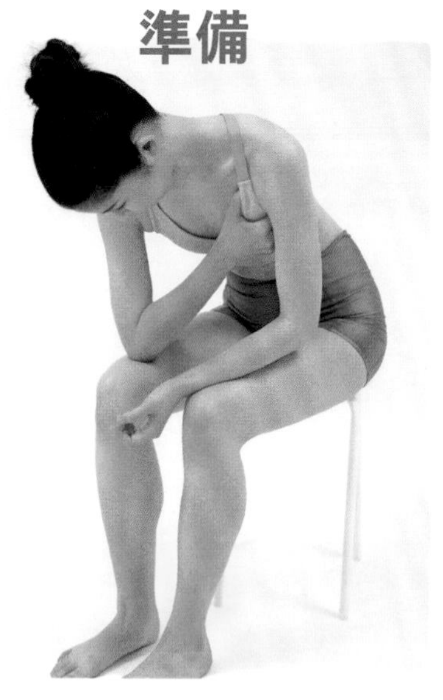

準備

坐在椅子上，上半身向前傾倒，左手肘置於左腳大腿上。將右手食指至小指伸入左側腋下。

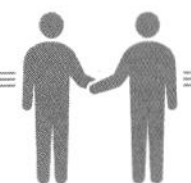

雙人肌肉復位術

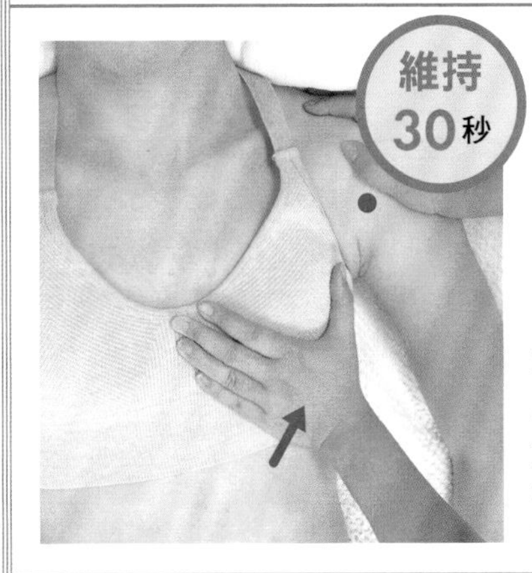

用右手固定對方（採仰躺姿勢）肩膀，左手由下撐住胸部，將乳房朝肩膀方向滑動。維持這個姿勢30秒。放開手之後，輕柔抓握腋窩前方的肌肉，朝鎖骨方向滑動，維持這個姿勢30秒，然後抓著肌肉輕輕上下搖動。對側也是同樣步驟。

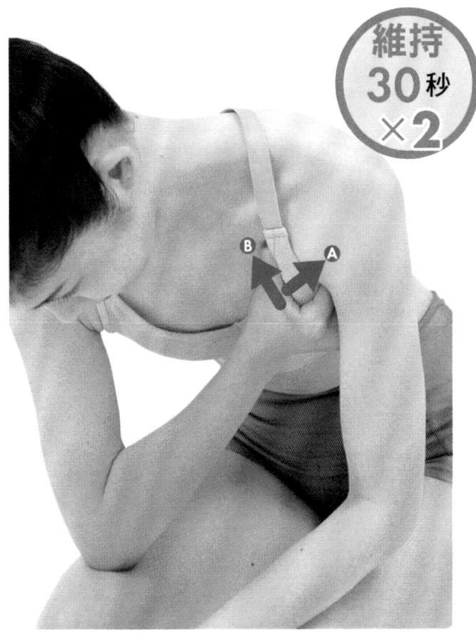

2 朝肩膀和鎖骨中央2個方向滑動

抓握肌肉朝肩膀方向（A）滑動，維持這個姿勢30秒。恢復1的姿勢後，再接著朝鎖骨中央（B）滑動，同樣維持這個姿勢30秒。

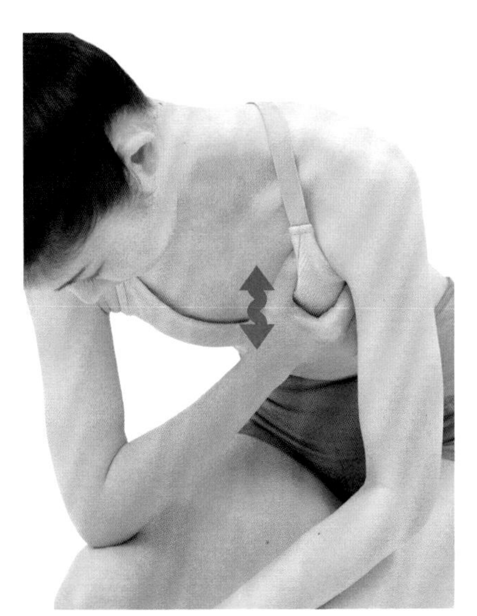

3 抓握肌肉上下搖動，往返重複10次

對側也是同樣進行1～3的步驟。

原因肌 3 提肩胛肌（肩側）

每天提著沉重包包的上班族與學生，提肩胛肌這塊肌肉最容易僵硬。請搭配P88頸側邊的肌肉復位術一起操作。

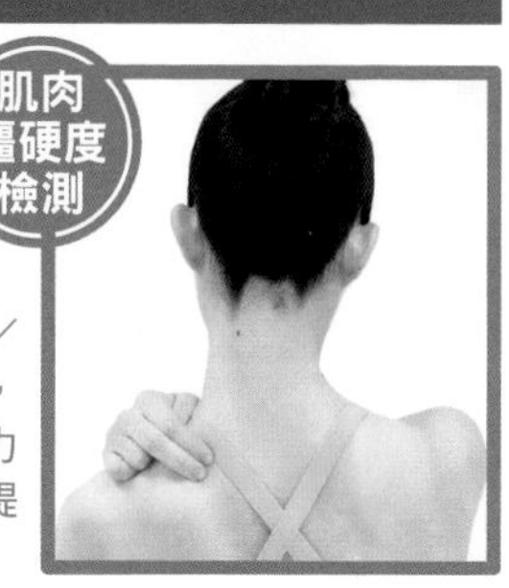

將食指和中指從頸部／肩膀交界處向後延伸，頂到骨骼時以指尖用力按壓。感覺疼痛代表提肩胛肌有緊繃問題。

準備

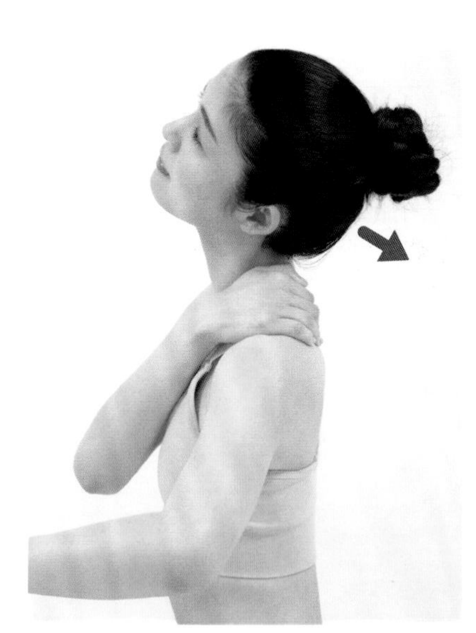

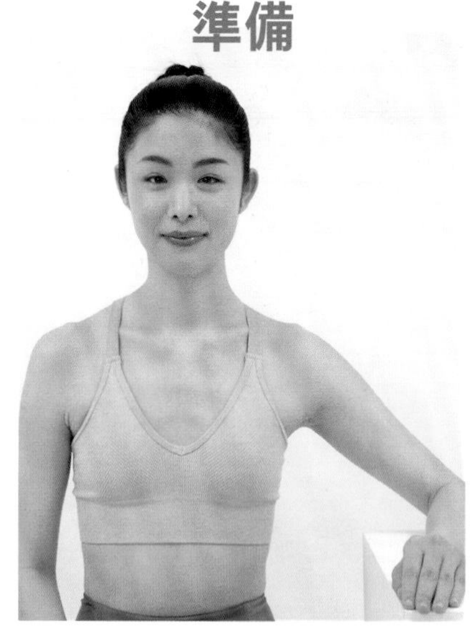

左手肘置於桌面上，並且稍微向前移動。

1 右手抓握左肩，頭部稍微向左後方傾斜

頭部稍微向左後方傾倒，右手抓握肩膀與頸部交界處。調整手肘和頭部角度使肌肉逐漸變柔軟。

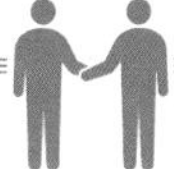

雙人肌肉復位術

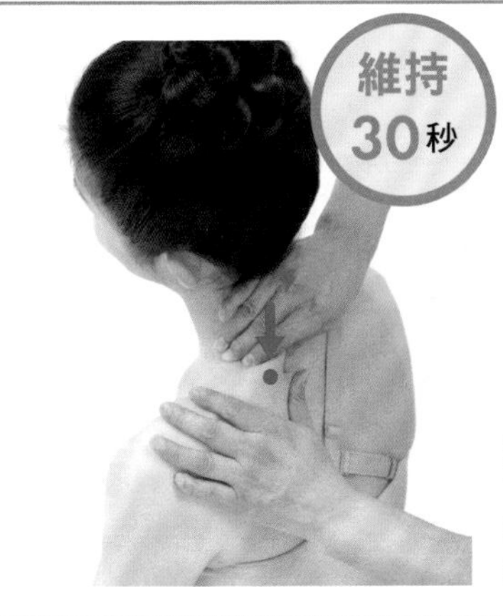

找到對方的痛點，將雙手大拇指置於距離痛點下1指的地方。左手固定對方的肩胛骨，右手輕輕夾起肌肉並朝痛點方向滑動，維持這個姿勢30秒。對側也是同樣步驟。

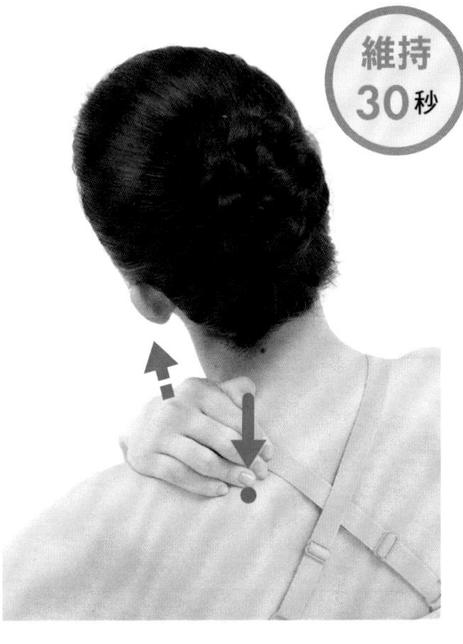

2 抓握肌肉朝肩胛骨方向滑動

用右手像是將肌肉自骨骼上剝離（浮起來）的感覺輕輕抓起左肩和頸部的肌肉。接著朝肩胛骨方向滑動並維持這個姿勢30秒。

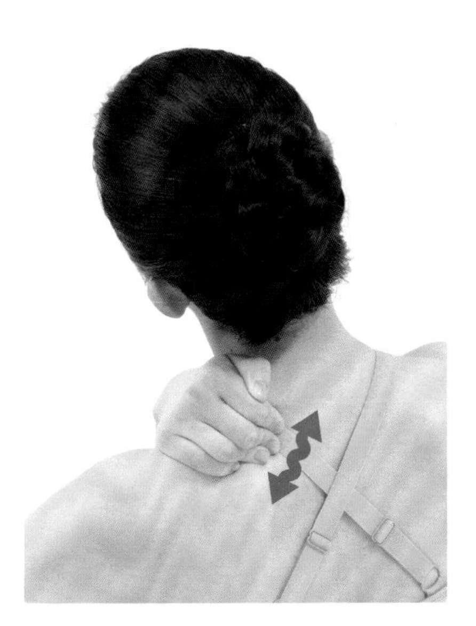

3 抓握肌肉輕輕左右搖動，往返重複10次

對側也是同樣進行1～3的步驟。

頭痛

輕柔放鬆頭部，
一舉解決惱人的緊張性頭痛

頭痛有各式各樣的類型，而肌肉復位術能夠有效解決其中的緊張性頭痛。頭痛中的8成是肌肉緊繃造成，有人覺得像是被箍緊般的疼痛，有人只是單純覺得沉重或遭到拉扯的感覺。

針對緊張性頭痛，放鬆斜方肌（請參考P54～、P58～）和帽狀腱膜、顳肌的肌肉復位術十分有效。

帽狀腱膜是覆蓋顱骨的腱膜。時常皺眉、過度使用眼睛都會造成帽狀腱膜因緊繃而僵硬。另一方面，顳肌位於頭部側邊，經常緊咬牙根容易造成顳肌僵硬。肌肉緊繃容易使分布於顱骨的血管和神經受到壓迫，而血流一旦不順暢便會引起頭痛。

帽狀腱膜經由筋膜連接斜方肌和胸鎖乳突肌，這兩塊肌肉緊繃會對帽狀腱膜造成極大影響。因此肩頸僵硬的人多半會伴隨頭痛症狀。

除此之外，睡眠中無意識緊咬牙根會使顳肌24小時處於緊繃狀態。想要澈底解決不適症狀，除了頭痛時，建議早上起床後也不忘進行一下肌肉復位術。

對其他肌肉也有放鬆效果！

- 斜方肌（P54～P55、P58～P59）
- 頭夾肌（P80～P81）
- 斜角肌（P84～P85）
- 胸鎖乳突肌（P82～P83）

解決煩惱！**頭痛**

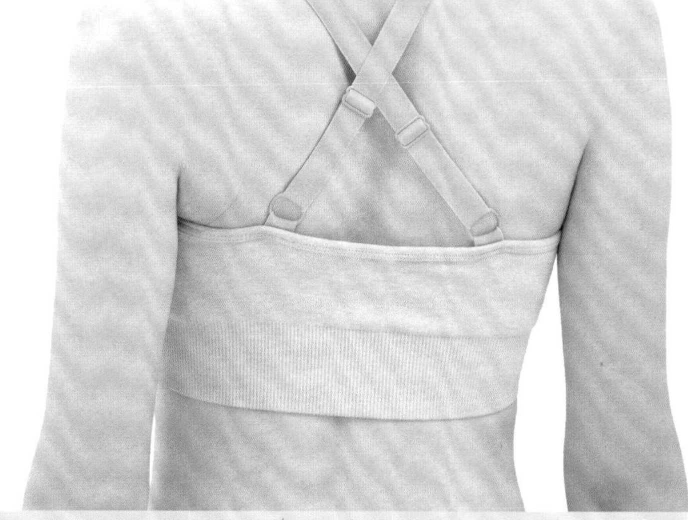

原因肌 1

顳肌

從顳顎關節延伸至顱骨顳部的肌肉。另外也與咀嚼的肌肉（連接下顎和顳顎關節）息息相關，因此容易受到緊咬牙根的影響而僵硬。

原因肌 2

帽狀腱膜

連接枕肌（靠近枕部的頸部）和額肌（位於額頭）。容易受到眉毛、眼睛的動作，以及靠近枕部的肌肉緊繃的影響而僵硬。

記號代表含義 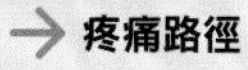 疼痛路徑  緊繃區塊  肌肉復位點 肌肉範圍

原因肌 1 顳肌

維持姿勢的期間閉上雙眼，關閉所有訊息進入腦中。用心體會輕柔的感覺，頭部緊繃感隨之消失。

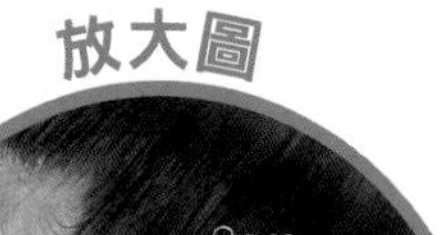

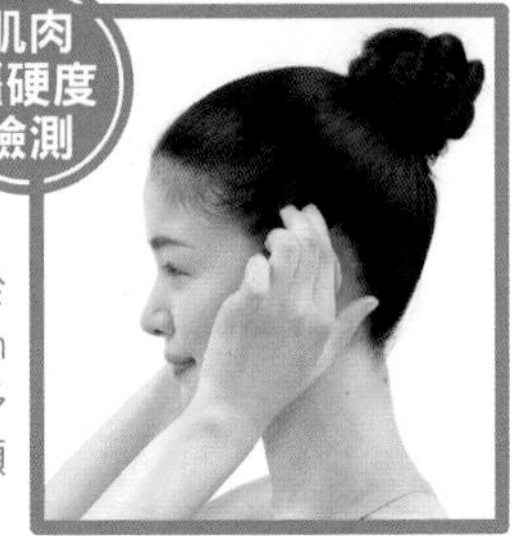

雙手食指至無名指置於耳朵頂端上方3cm處，用力上下搖動給予刺激。感覺疼痛代表顳肌有緊繃問題。

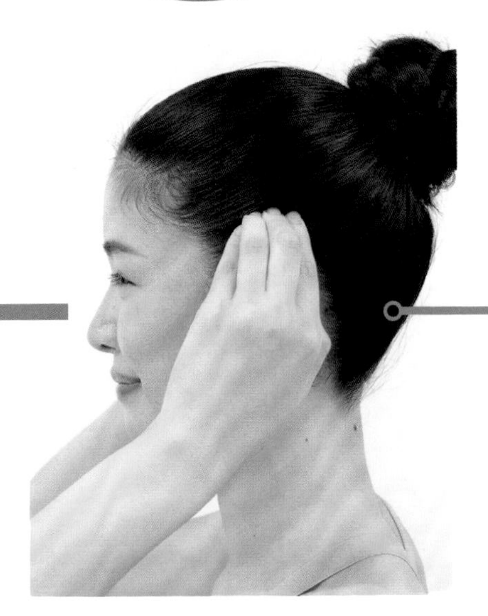

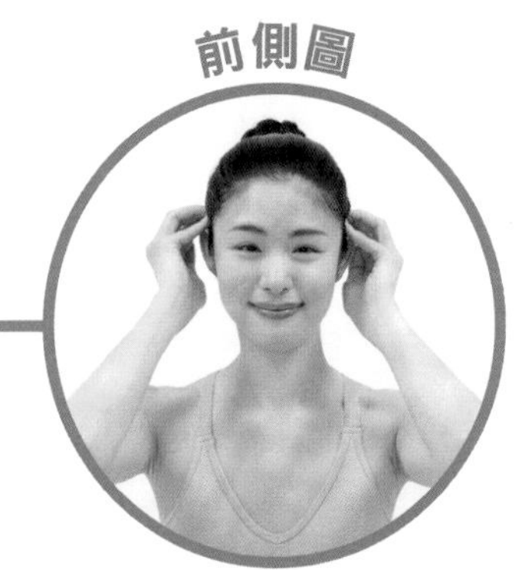

1 食指至小指貼於耳朵上方

坐在椅子上，雙手食指至小指置於耳朵上方，大拇指置於耳後，在維持枕部自然姿勢下輕輕按壓。

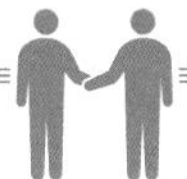

雙人肌肉復位術

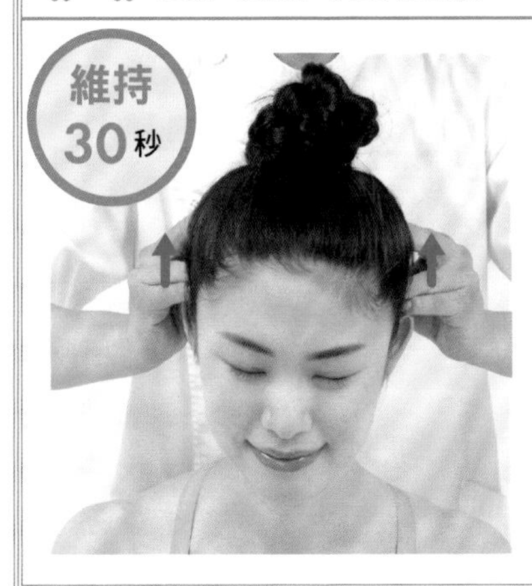

將雙手食指至小指置於對方（採取坐姿）的左右側耳朵上方。大拇指於耳後輕輕按壓枕部。如同輕柔拉起頭皮的感覺，將肌肉朝頭頂方向滑動。維持這個姿勢30秒後，用指尖稍微上下搖動。

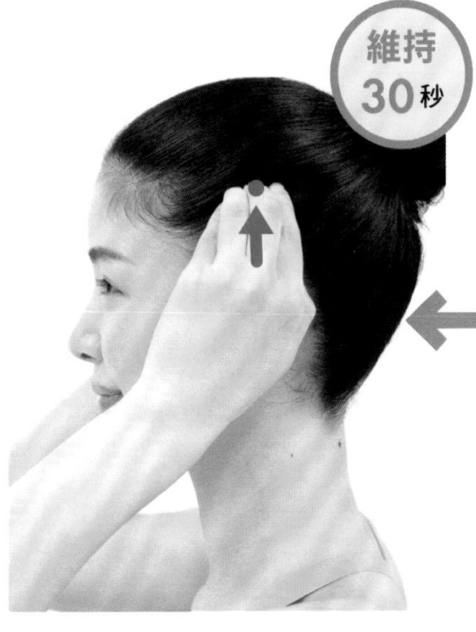

2 以指腹將耳上肌肉朝頭頂方向滑動

將頭皮朝頭頂方向滑動，維持這個姿勢30秒。這時候不是按壓顱骨，而是以輕柔拉起頭皮的感覺操作。

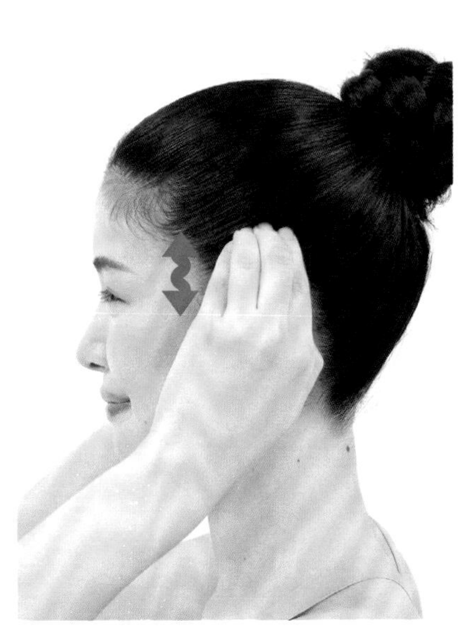

3 以指腹輕柔上下搖動頭皮，往返重複10次

原因肌 2 帽狀腱膜

用眼過度或頭部位置向前方突出的人都容易有帽狀腱膜緊繃問題。建議長時間坐辦公桌前的人，多利用工作空檔放鬆頭部。

肌肉僵硬度檢測

將食指和中指置於左右側耳朵頂端的連線中心點上（頭頂上），用力按壓並前後左右移動給予刺激。感覺疼痛代表帽狀腱膜有緊繃問題。

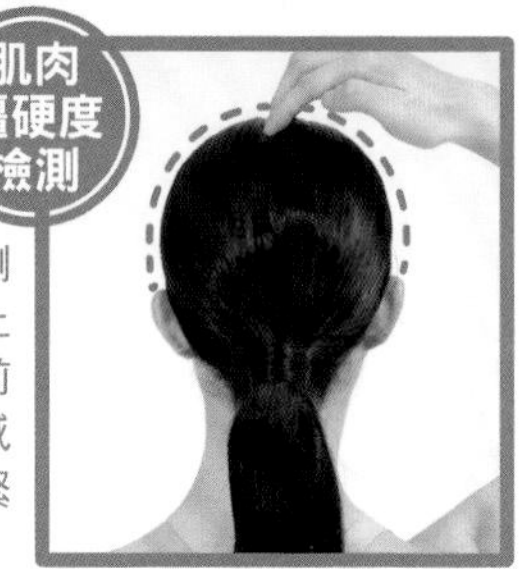

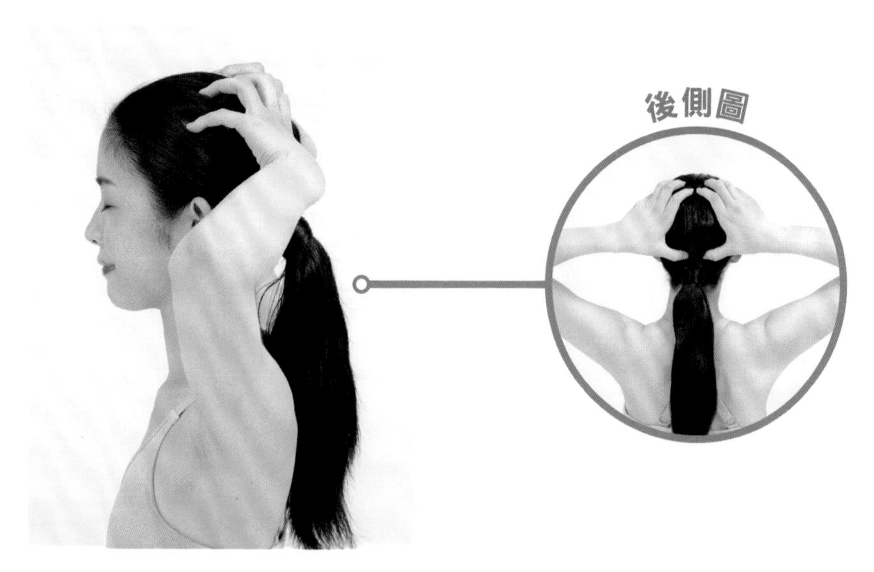

1 雙手手指貼於頭頂至枕部

雙手繞到後腦杓，食指至小指貼於頭頂位置，大拇指貼於枕部和頸部交界處，在維持頭部自然姿勢下輕輕按壓。

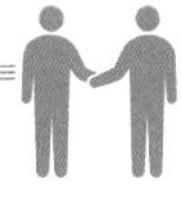

雙人肌肉復位術

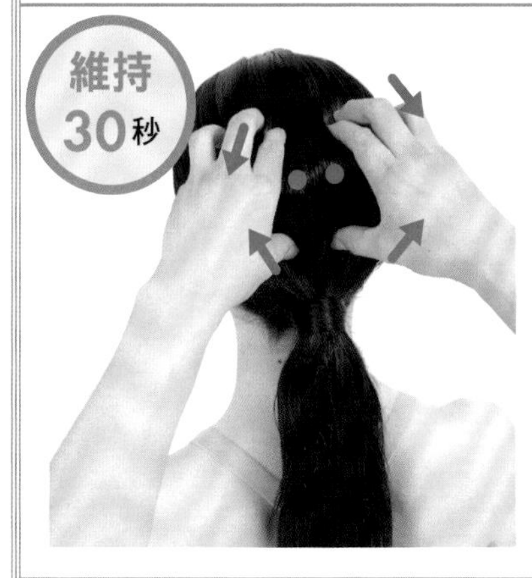

將雙手食指至小指置於對方（採取坐姿）的頭部上端，並以大拇指輕輕按壓枕部與頸部交界處。以雙手10指指腹輕柔地將頭皮朝斜後上方滑動，維持這個姿勢30秒。接著用指腹稍微上下搖動。

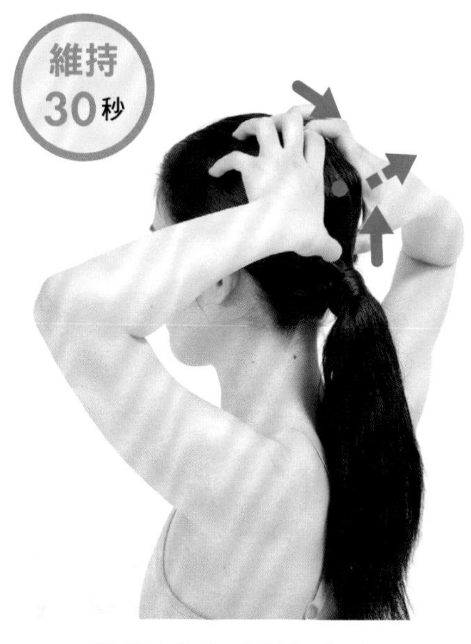

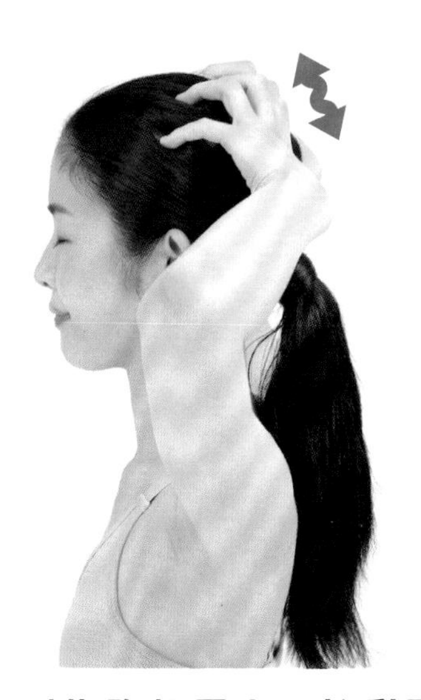

2 將頭皮朝斜後上方滑動

用雙手10指指腹輕輕將頭皮往斜後上方提起，維持這個姿勢30秒。像是將頭皮自顱骨上拉開的感覺。

3 以指腹輕柔上下搖動頭皮，往返重複10次

冰凍肩／五十肩

肋骨和手肘復位術有效解決
手臂向後轉動時造成的疼痛

俗稱冰凍肩或五十肩的黏連性肩關節囊炎，主要因為肩膀周圍肌力衰退等因素造成發炎，而強烈疼痛進而使手臂無法順利轉動。

一連串的連鎖反應導致肩膀陷入「疼痛」→「動不了」→「肌肉僵硬更加動彈不得」的惡性循環中，這也是疼痛久治不癒的原因。

想要徹底解決這個問題，首要之務是確保肌肉活力。

事實上，討論三角肌的人並不多，然而確實保養覆蓋肩膀的三角肌是一件非常重要的工作。經常縮胸造成肩膀位置向前突出的人，更需要特別留意上臂內側的肱三頭肌容易有緊繃問題。進行肌肉僵硬度檢測時，甚至有人會痛到跳起來。

罹患五十肩、冰凍肩的人多半擔心將來有手臂舉不起來的後遺症，但事實上「手臂向後轉動」時引發疼痛可能才是最大的問題。穿胸罩或圍裙、上完廁所穿褲子等動作會變得不如往常來得容易，進一步對日常生活造成妨礙。這時候，前鋸肌和肱橈肌的肌肉復位術能夠有效解決這些惱人症狀。

長時間操作電腦或滑鼠的人、常寫字等過度使用手臂的人、幾乎沒有機會抬起手臂的人，建議定期操作肌肉復位術以預防冰凍肩或五十肩找上門。

對其他肌肉也有放鬆效果！

- 斜方肌（P54～P55、P58～P59）
- 闊背肌（P62～P63）
- 肱二頭肌（P90～P91）
- 胸大肌（P92～P93）
- 顳肌（P98～P99）

解決煩惱！冰凍肩／五十肩

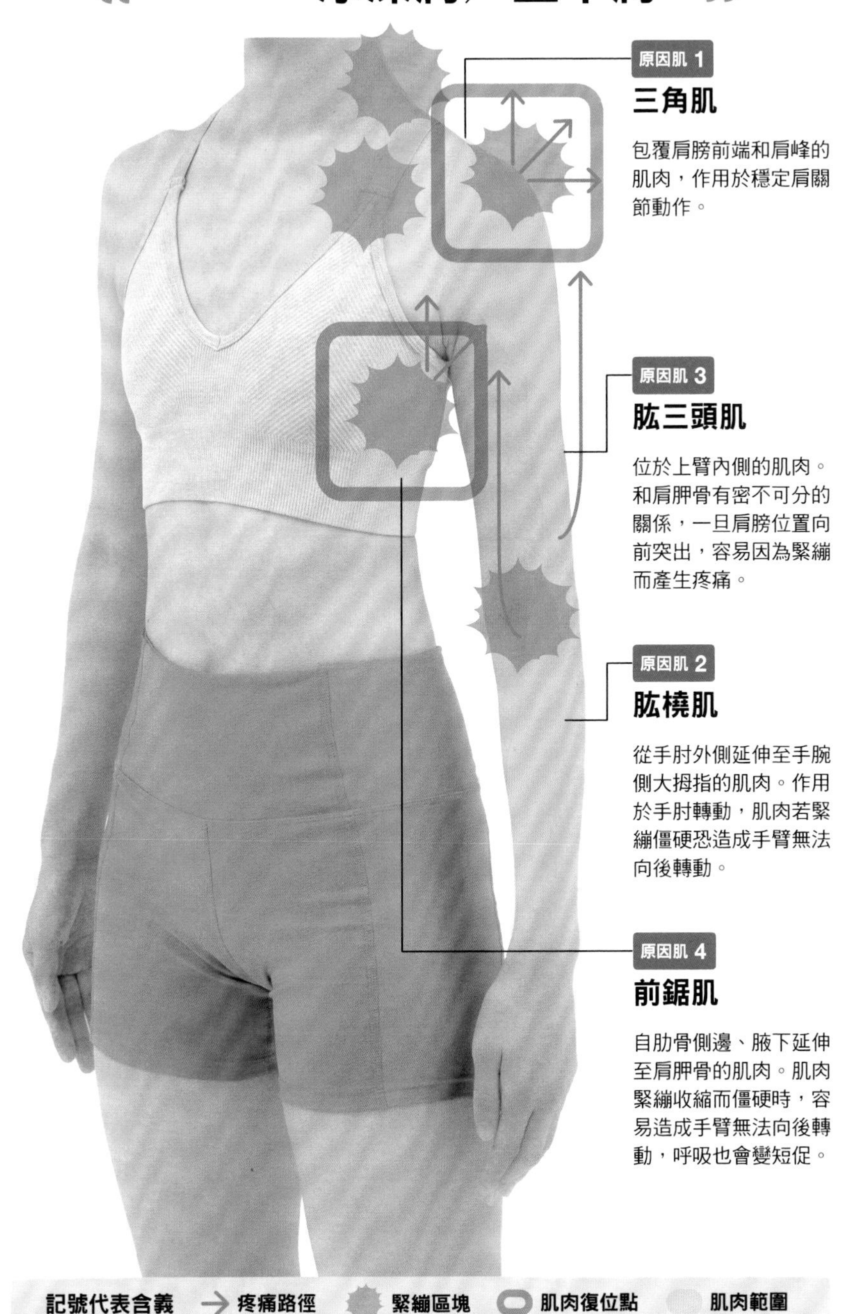

原因肌 1
三角肌
包覆肩膀前端和肩峰的肌肉，作用於穩定肩關節動作。
原因肌 3
肱三頭肌
位於上臂內側的肌肉。和肩胛骨有密不可分的關係，一旦肩膀位置向前突出，容易因為緊繃而產生疼痛。
原因肌 2
肱橈肌
從手肘外側延伸至手腕側大拇指的肌肉。作用於手肘轉動，肌肉若緊繃僵硬恐造成手臂無法向後轉動。
原因肌 4
前鋸肌
自肋骨側邊、腋下延伸至肩胛骨的肌肉。肌肉緊繃收縮而僵硬時，容易造成手臂無法向後轉動，呼吸也會變短促。
記號代表含義
疼痛路徑
緊繃區塊
肌肉復位點
肌肉範圍

原因肌 1 三角肌

支撐手臂動作的三角肌經常處於疲累狀態。放鬆肌肉促進血液循環，有助肌肉恢復活力。肌肉放鬆後，動作也會變得更加流暢。

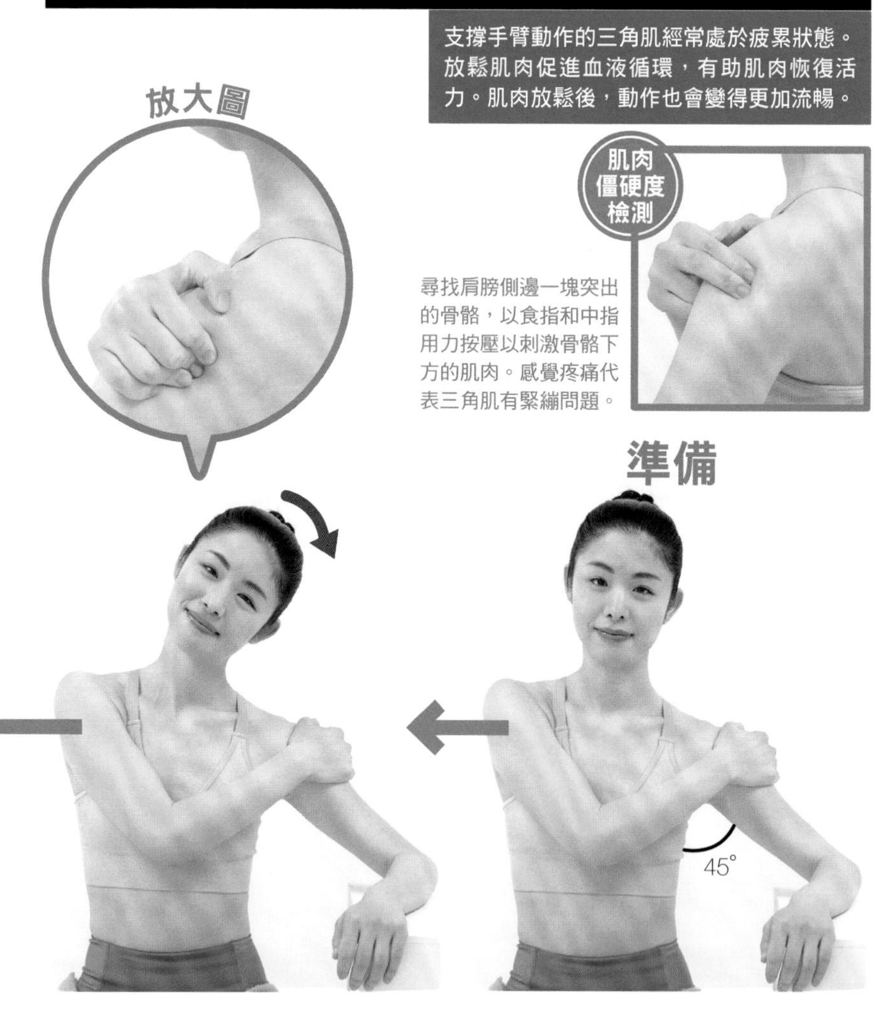

肌肉僵硬度檢測

尋找肩膀側邊一塊突出的骨骼，以食指和中指用力按壓以刺激骨骼下方的肌肉。感覺疼痛代表三角肌有緊繃問題。

準備

左手肘下方置於桌面上，輕微彎曲手肘；右手抓握左肩下方。腋下張開約45度有助肌肉更容易放鬆。

1 頭部向左側傾斜，抓握肌肉向上提

頭部稍微向左側傾斜。右手如包覆般抓握肩膀下方的肌肉，像是將肌肉自骨骼上剝離（浮起來）的感覺輕輕向上提起。

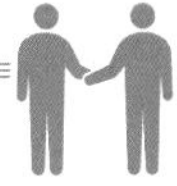

雙人肌肉復位術

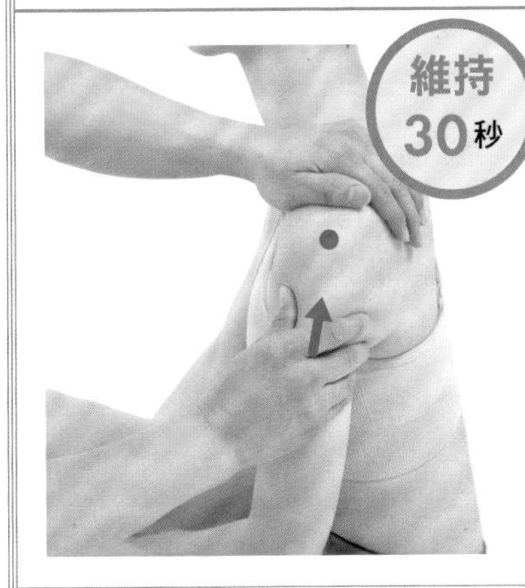

左手置於對方（採取坐姿）肩膀上，右手輕輕抓握肩膀下方肌肉。以右手像是將肌肉自骨骼上剝離（浮起來）的感覺輕輕向上拉提並朝肩膀方向滑動。維持這個姿勢30秒。接著輕輕搖動肌肉。對側也是同樣步驟。

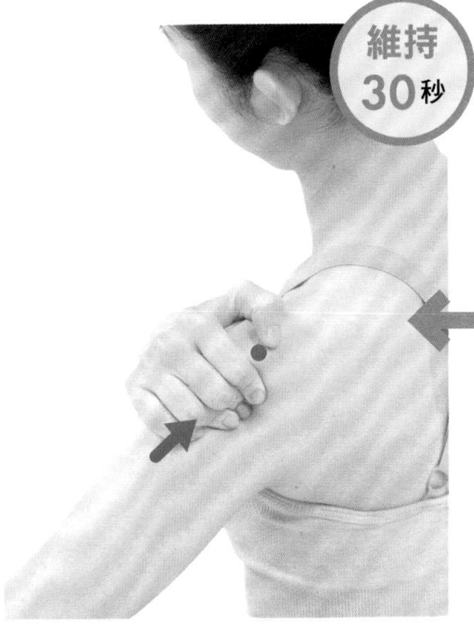

2 抓握肌肉朝肩膀方向滑動

抓握肌肉朝肩膀方向滑動。維持這個姿勢30秒。

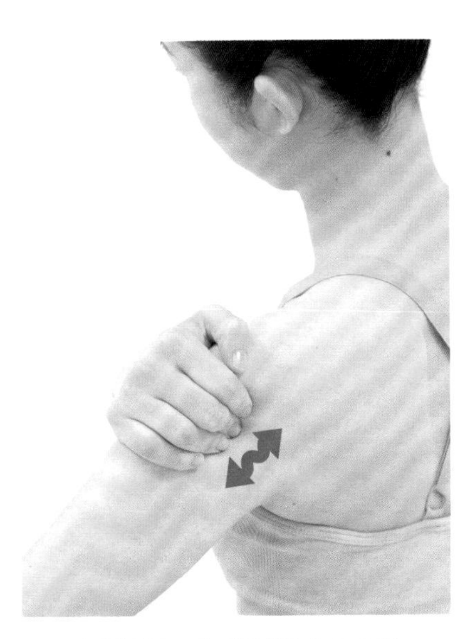

3 抓握肌肉輕輕上下搖動，往返重複10次

對側也是同樣進行1～3的步驟。

原因肌 2 肱橈肌

雖然這是一塊小肌肉，但僵硬易使手臂無法向後轉動，甚至對日常生活造成妨礙。務必於僵硬之前好好保養！

肌肉僵硬度檢測

手肘彎曲形成一道很深的皺摺，將大拇指指腹擺在皺摺外側向下3cm處，用力按壓並左右搖動。感覺疼痛代表肱橈肌有緊繃問題。

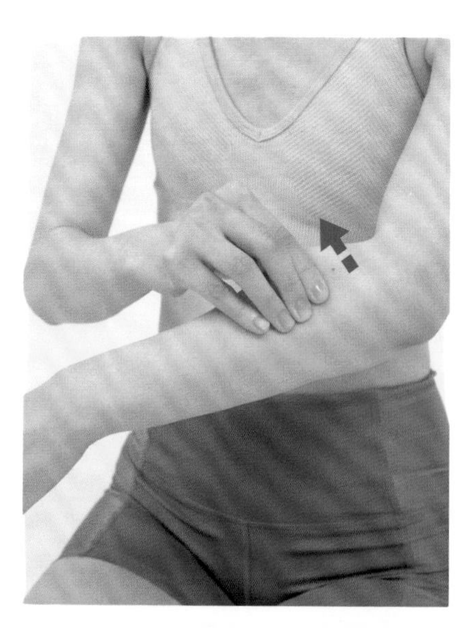

1 像是自骨骼上剝離般拉起手肘前端的肌肉

坐在椅子上，右手輕輕抓起左手肘前端向上隆起的肌肉，像是將肌肉自骨骼上剝離（浮起來）的感覺輕輕朝內側拉動。

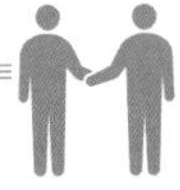

雙人肌肉復位術

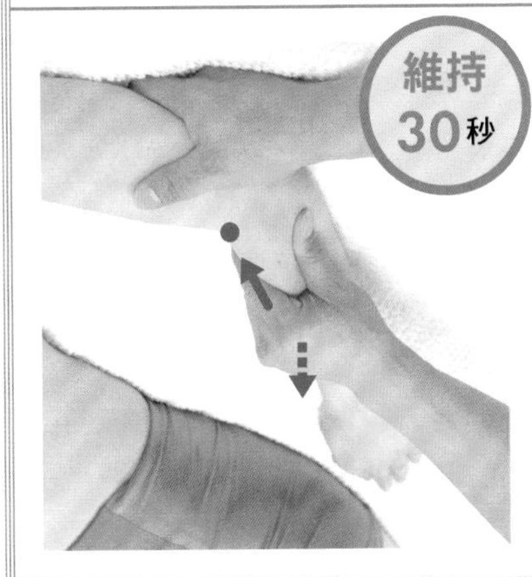

以右手固定對方（採仰躺姿勢）的手肘上端。用左手輕輕抓起手肘下端內側的肌肉，並且朝手肘方向滑動。維持這個姿勢30秒。接著輕輕搖動抓握的肌肉。對側也是同樣步驟。

2 抓握肌肉朝手肘方向滑動

輕輕抓握肌肉並朝手肘方向滑動。維持這個姿勢30秒。

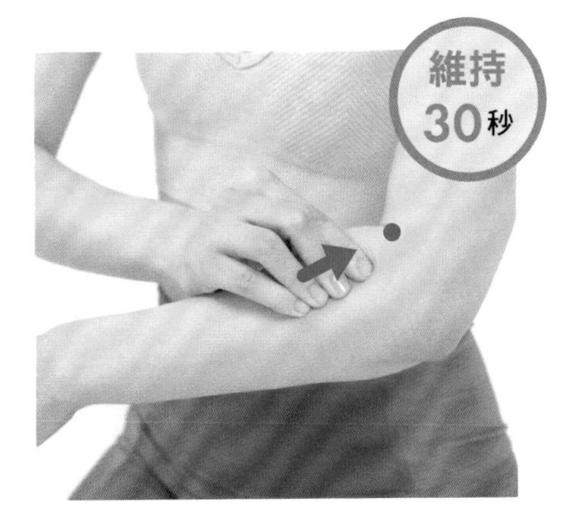

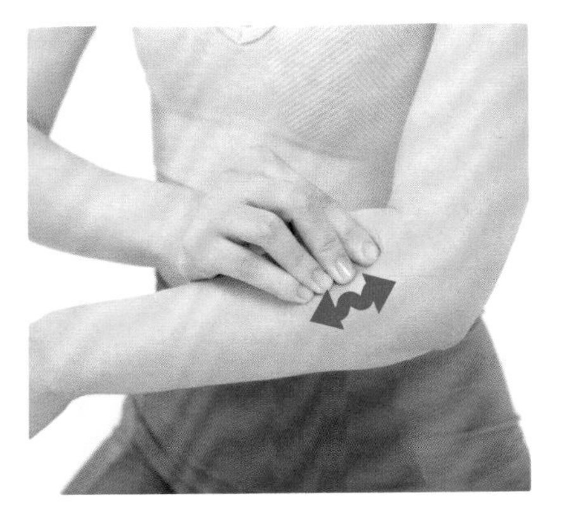

3 抓握肌肉輕輕上下搖動，往返重複10次

對側也是同樣進行1～3的步驟。

原因肌 3 肱三頭肌

肱三頭肌僵硬除了造成冰凍肩、五十肩外，也是上臂鬆弛的原因之一。肌肉復位術有助維持肌肉原有的活力。

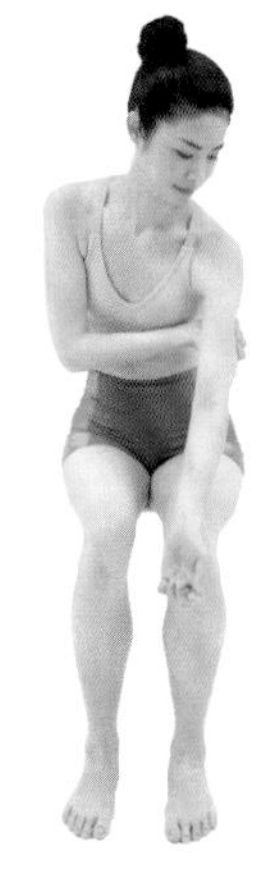

準備

坐在椅子上，用右手掌托住伸直的左手臂，左手背置於膝蓋附近。或者坐在桌子前方，將手臂伸直於桌面上也可以。

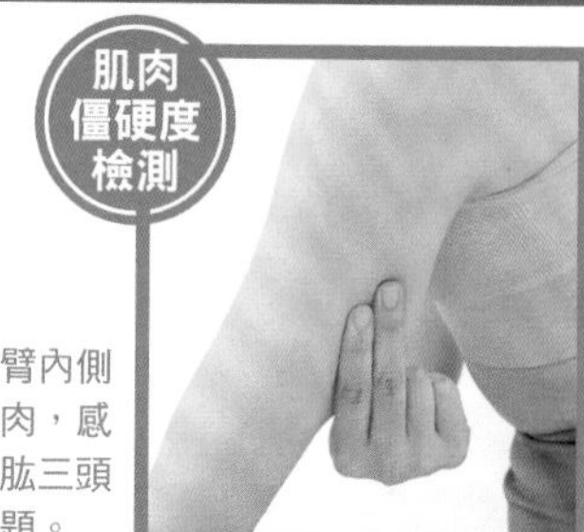

用力抓握上臂內側正中央的肌肉，感覺疼痛代表肱三頭肌有緊繃問題。

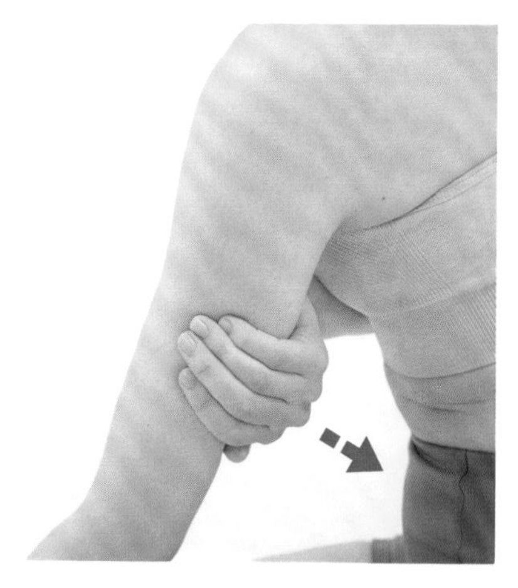

1 抓握上臂正中央的肌肉

用右手輕輕抓握左手上臂內側正中央的大肌肉，像是將肌肉自骨骼上剝離（浮起來）的感覺輕輕抓握。

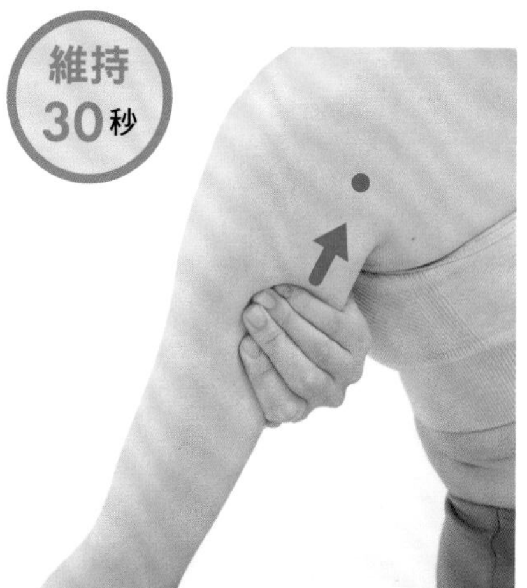

2 抓握肌肉朝肩膀方向滑動

輕輕抓握肌肉並朝肩膀方向滑動，維持這個姿勢30秒。接著上下輕輕搖動，往返重複10次。

雙人肌肉復位術

維持
30秒

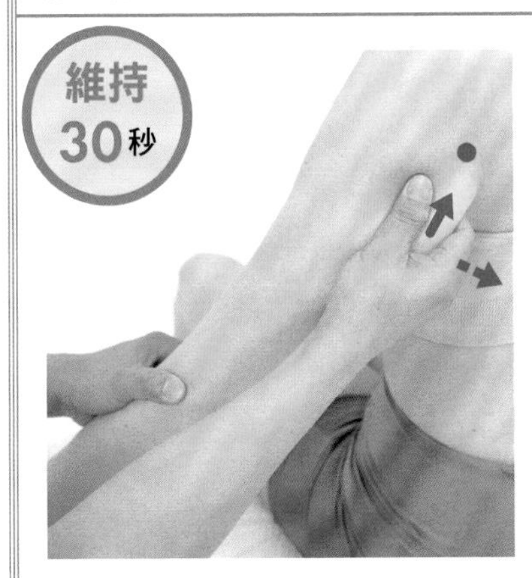

用左手支撐對方手肘下方，用右手輕輕夾起上臂內側的肌肉，像是將肌肉自骨骼上剝離（浮起來）的感覺輕輕抓握，然後朝肩膀方向滑動，維持這個姿勢30秒。接著輕柔地上下搖動10次。稍微將手往手肘側移動，並且將肌肉朝手肘方向滑動，同樣搖動並停留30秒。對側也是同樣步驟。

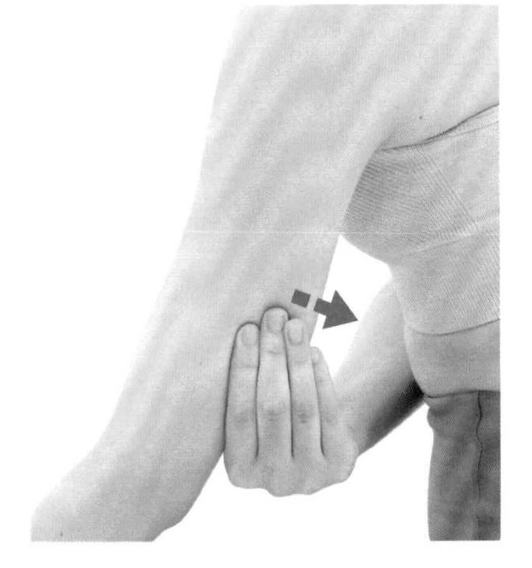

3 右手稍微往手肘側移動，輕柔抓握肌肉

右手往手肘側移動，輕柔地抓握手肘上方的肌肉。像是將肌肉自骨骼上剝離（浮起來）的感覺輕輕抓握。

維持
30秒

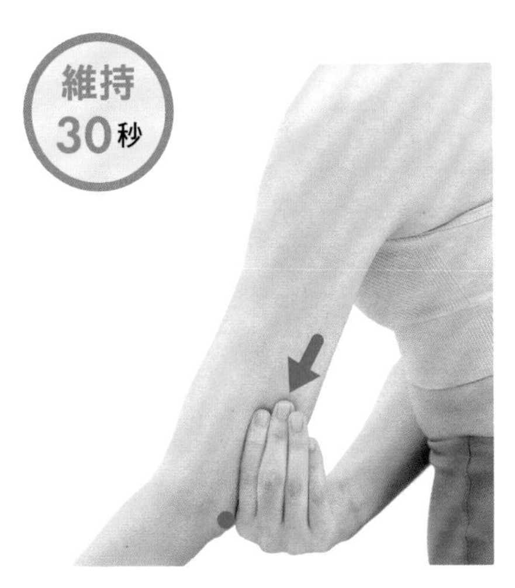

4 抓握肌肉朝手肘方向滑動

輕輕抓握肌肉並朝手肘方向滑動。維持這姿勢30秒。接著輕輕上下搖動，往返重複10次。對側也是同樣進行1～4的步驟。

原因肌 4 前鋸肌

連接肋骨和肩胛骨的肌肉。放鬆肌肉有助手臂順利抬舉，對加深呼吸、增強體力、提升皮膚光澤度也很有效。

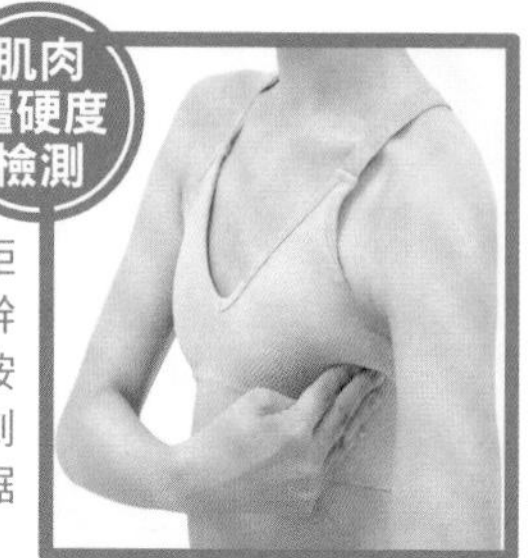

將食指至無名指擺在距離腋下10cm處，軀幹側面的肋骨上，用力按壓並前後移動給予刺激。感覺疼痛代表前鋸肌有緊繃問題。

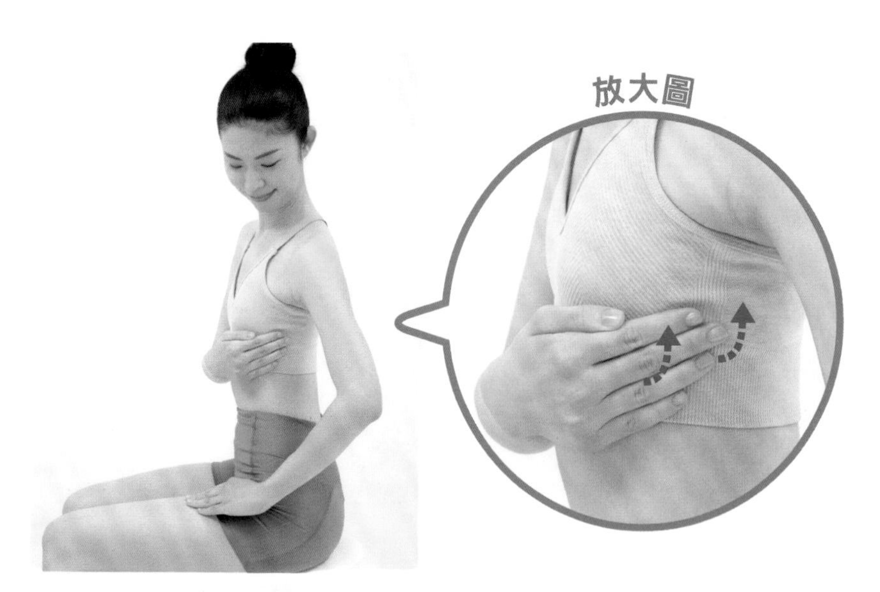

1 以指腹提起附著於肋骨上的肌肉

右手繞於左胸下方，以食指至小指的指腹置於肌僵硬點上。如同掬水的感覺邊輕壓肌肉邊稍微往上提。

雙人肌肉復位術

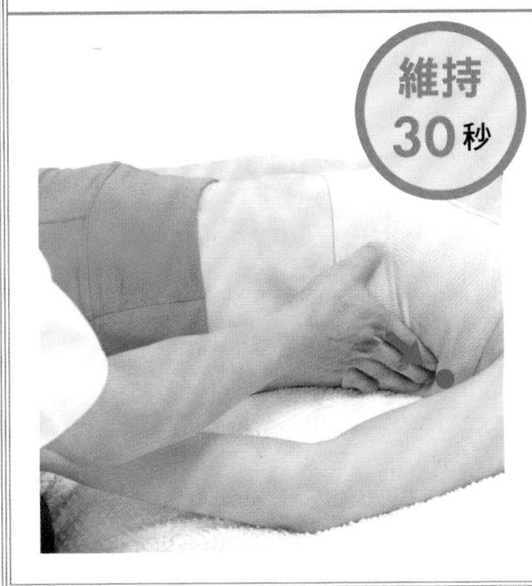

右手輕壓對方（採仰躺姿勢）附著於左胸下側面肋骨上的肌肉，並且朝肩胛骨外側滑動。維持這個姿勢30秒後輕輕搖動。對側也是同樣步驟。

2 將肋骨的肌肉朝肩胛骨方向滑動

接著朝肩胛骨方向，往斜上後方滑動。維持這個姿勢30秒。請記得肩胛骨和肩膀周圍不要用力。

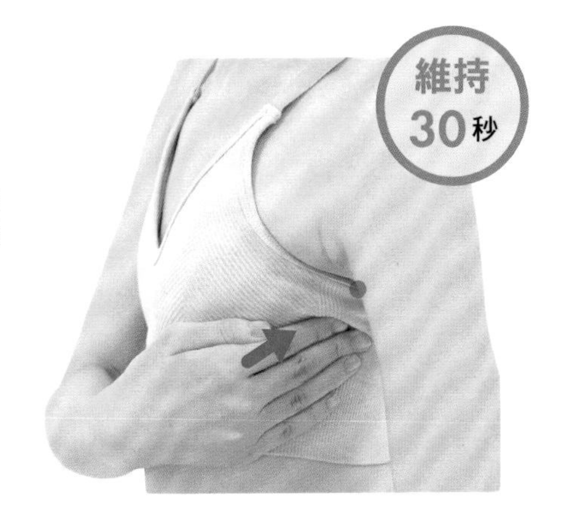

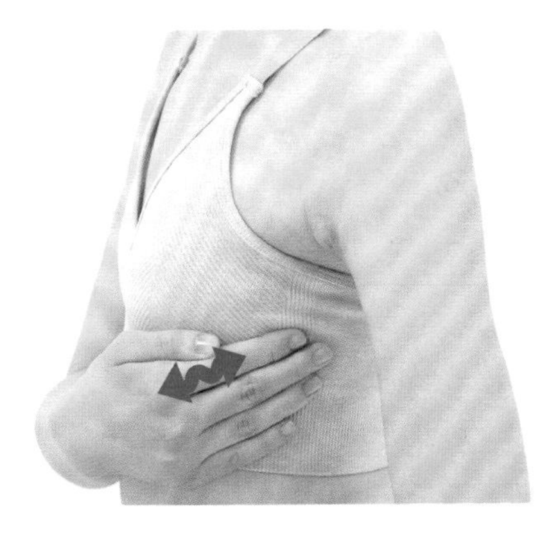

3 以指腹往斜上／斜下輕輕搖動，往返重複10次

以指腹輕輕按壓肌肉，輕輕上下搖動10次。對側也是同樣進行1～3的步驟。

腰痛

腰痛的原因是僵硬的背部與臀部！
細心照顧背部和骨盆一帶

一旦養成駝背或前屈姿勢的習慣，身體會一直處於胸廓內縮且骨盆後傾的狀態。胸部和腹部遭壓迫的同時，背側的腰椎部位愈來愈向後方突出，進而導致肌肉被向上／向下拉長。這種情況易使處於上半身和下半身分水嶺的腰部承受極大負擔，大腦進而開始傳送「疼痛訊號」。另一方面，血液循環不良造成老舊廢物堆積，也會誘發疼痛症狀。

這時我們需要放鬆過度緊繃的背部和骨盆一帶的肌肉。主要包含因伸展而僵硬的闊背肌、因收縮而僵硬的髂腰肌，以及作用於端正骨盆位置的臀大肌、臀中肌和臀小肌。放鬆肌肉才能擺脫誘發疼痛的根源。

椎間盤突出和椎管狹窄症的程度因人而異，可能發生在任何人身上。但這些並非「絕對需要手術治療」的疾病，有時就算接受手術治療，若姿勢不佳或背部至臀部的肌肉長期處於僵硬狀態，疼痛依舊可能再三復發。

因此，首要之務是放鬆僵硬的肌肉，並且隨時端正自己的姿勢。長時間久坐易導致疼痛狀況惡化，建議多利用起身上廁所的時間，頻繁進行肌肉復位術。

對其他肌肉也有放鬆效果！

- 闊背肌（P62～P63）
- 胸大肌（P92～P93）
- 髂脛束（P126～P127）
- 腰方肌（P139）

解決煩惱！腰痛

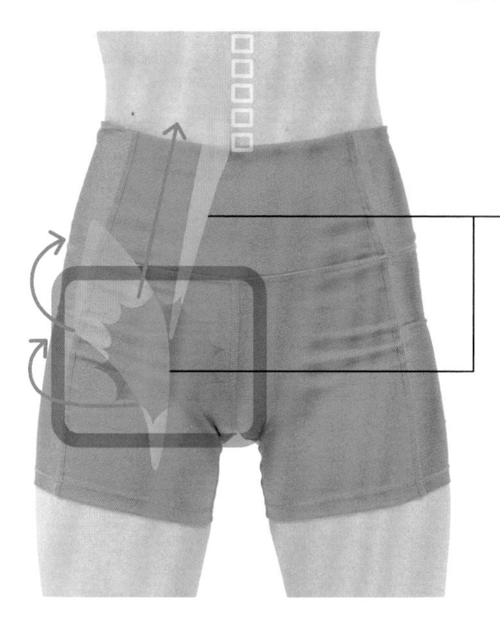

原因肌 1

髂腰肌

（腰大肌／髂肌）

始於脊椎的腰大肌和附著於骨盆的髂肌合稱為髂腰肌，覆蓋於股骨上。作用於走路、跑步、上下樓梯與坡道、跳躍、踢等動作，以及維持姿勢。長時間久坐容易使肌肉一直處於收縮狀態而僵硬。

原因肌 3

臀中肌／臀小肌

連接骨盆和髖關節的肌肉。除了於單腳站立或行走時作用於支撐腰部，臀小肌更作用於雙腳向側邊移動。無法妥善使用髂腰肌時，臀中肌和臀小肌會連帶變緊繃僵硬。

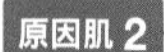

原因肌 2

臀大肌

臀大肌覆蓋大部分的臀部，並且延伸至大腿外側。作用於站起身、跑步、上樓梯或坡道、跳躍等。臀大肌也是人體中最大的肌肉。無法妥善使用髂腰肌時，臀大肌會連帶變緊繃僵硬。

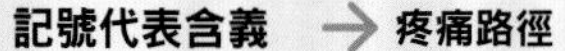
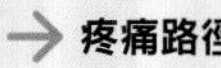

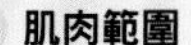

記號代表含義　疼痛路徑　緊繃區塊　肌肉復位點　肌肉範圍

原因肌 1 髂腰肌（腰大肌／髂肌）

特別留意長時間採取相同坐姿或坐姿不良，容易造成肌肉僵硬。放鬆肌肉有助改善腰痛和不良姿勢。

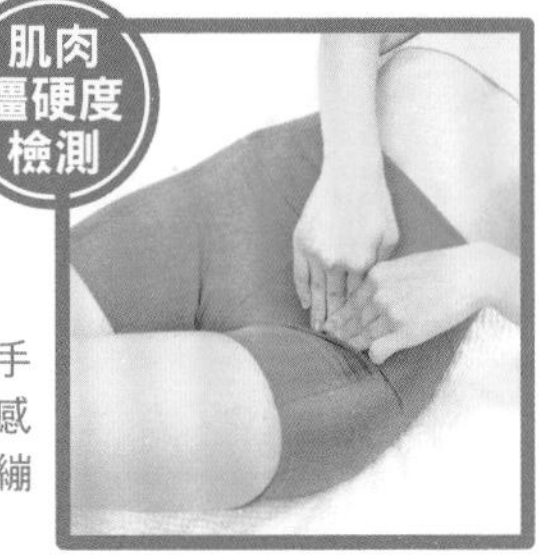

仰躺在地並立起膝蓋。用雙手手指用力按壓大腿根部的皺摺。感覺疼痛代表腰大肌／髂肌有緊繃問題。

準備

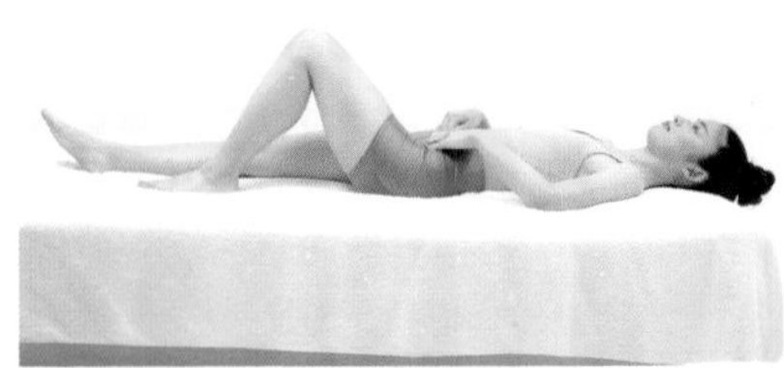

仰躺在地，立起左腳膝蓋。

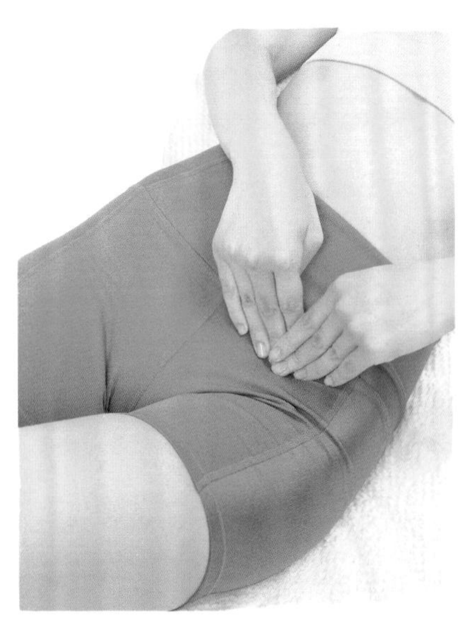

1 以3根手指用力按壓大腿根部偏上方的位置

立起膝蓋時大腿根部形成皺摺，以雙手食指至無名指置於皺摺上方約3cm處，用偏大的力道用力按壓。

雙人肌肉復位術

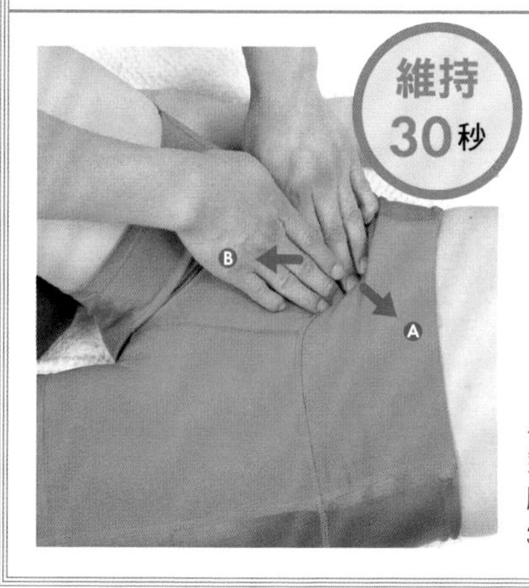

以雙手食指至無名指用力按壓對方（採仰躺姿勢）大腿根部偏上方的位置。然後將肌肉朝肚臍方向（Ⓐ）、朝大腿方向（Ⓑ）滑動，各維持30秒後輕輕搖動。對側也是同樣步驟。

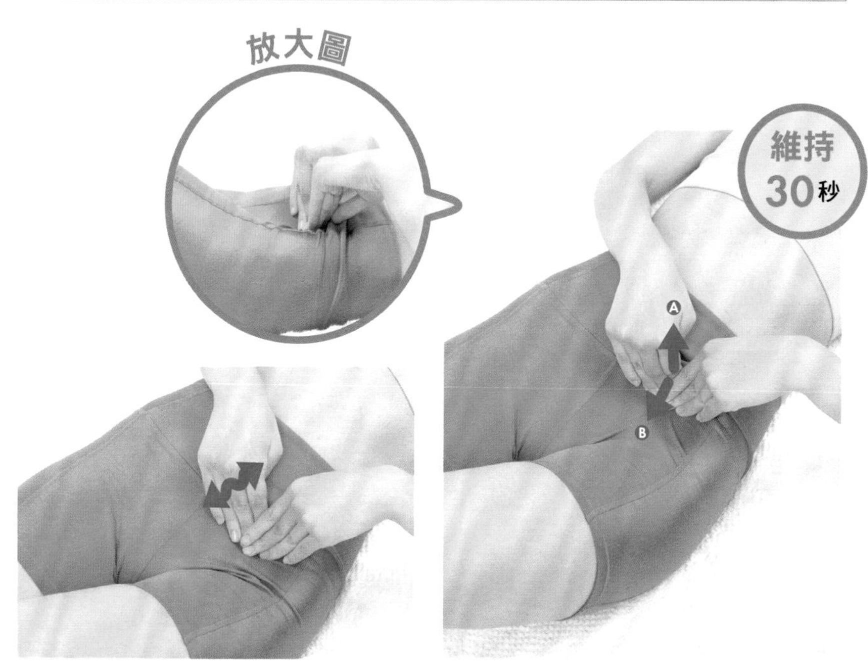

3 以指腹輕柔地上下搖晃肌肉，往返重複10次

指腹輕柔貼於皮膚上，輕輕地上下搖動10次。對側也是同樣步驟。

2 以指尖掬水的感覺將肌肉朝肚臍方向滑動

指尖按壓肌肉並朝肚臍方向（Ⓐ）滑動。維持這個姿勢30秒。接著朝大腿方向（Ⓑ）滑動，同樣維持30秒。

原因肌 2 臀大肌

針對臀大肌進行肌肉復位術，有助同時放鬆鄰近的腰背部肌肉，進而消除疼痛。走太久或走太多的那一天，別忘記放鬆一下肌肉。

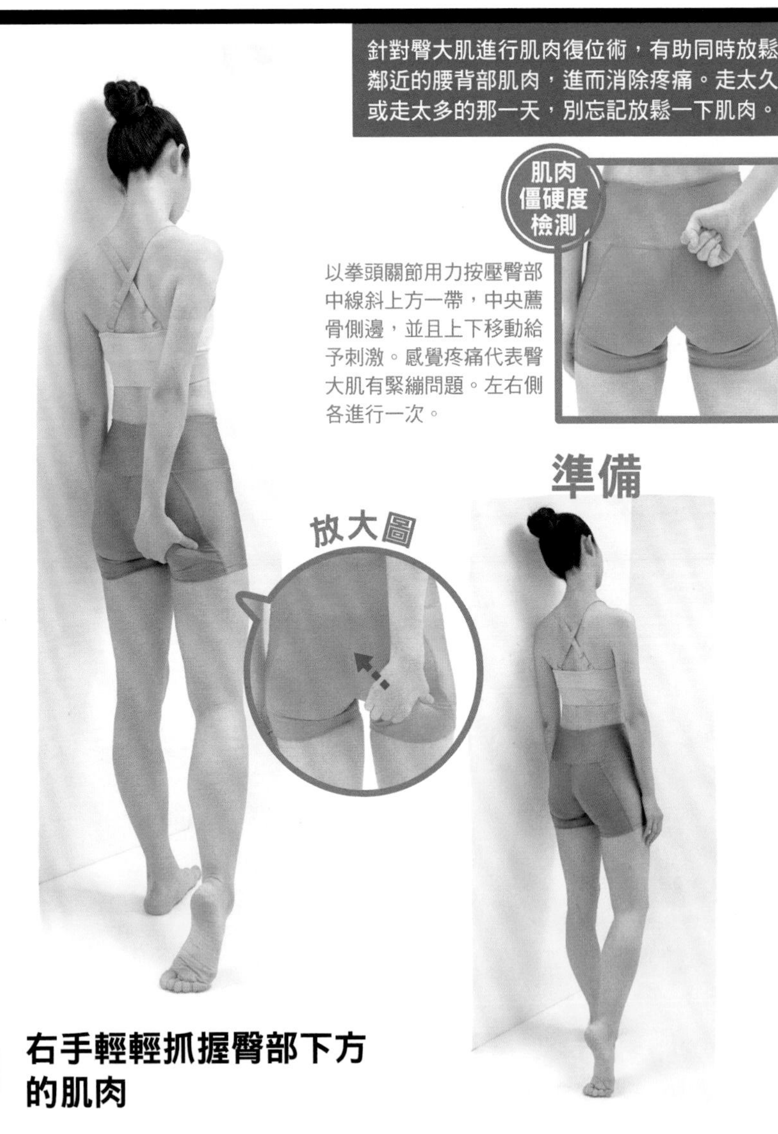

以拳頭關節用力按壓臀部中線斜上方一帶，中央薦骨側邊，並且上下移動給予刺激。感覺疼痛代表臀大肌有緊繃問題。左右側各進行一次。

1 右手輕輕抓握臀部下方的肌肉

用整個右手掌輕輕抓握臀部下方的肌肉，像是將肌肉自骨骼上剝離（浮起來）的感覺抓握。

身體左側靠牆站立，左肩貼著牆壁，右腳稍微向後伸出，膝蓋微彎，趾尖彎曲並以腳趾甲貼地。

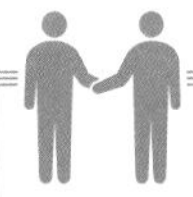

雙人肌肉復位術

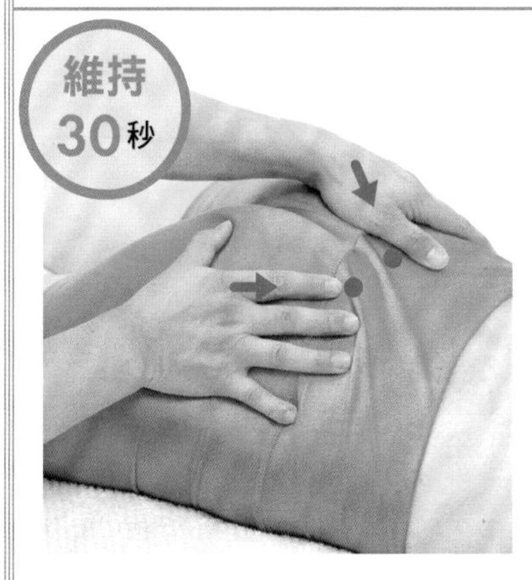

用雙手輕柔包覆對方（採俯趴姿勢）的臀部。以臀部中線的起點為目標，將肌肉從兩側朝內側斜上方滑動，維持這個姿勢30秒，然後輕輕搖動。

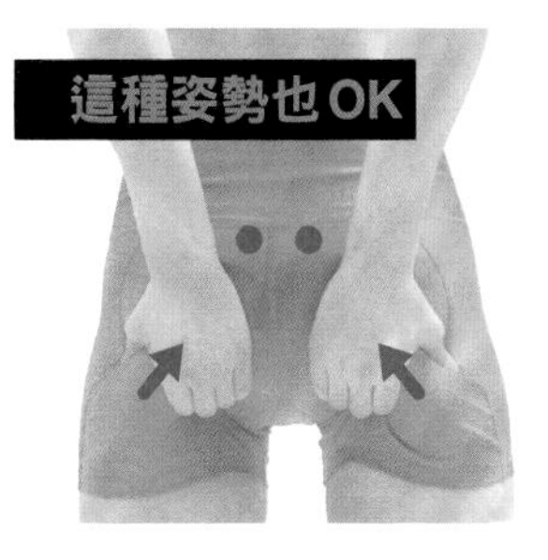

雙手同時抓握臀部下方的肌肉，朝臀部中線的上方滑動。維持這個姿勢30秒後，上下搖動。沒有足夠時間或沒有牆壁的情況下都能輕鬆操作。

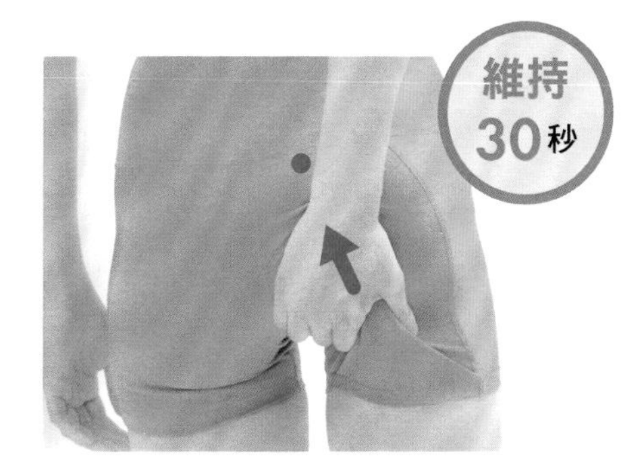

2 將肌肉朝臀部中線上方滑動

以臀部中線的起點為目標，將抓握的肌肉從兩側朝內側斜上方滑動。維持這個姿勢30秒。

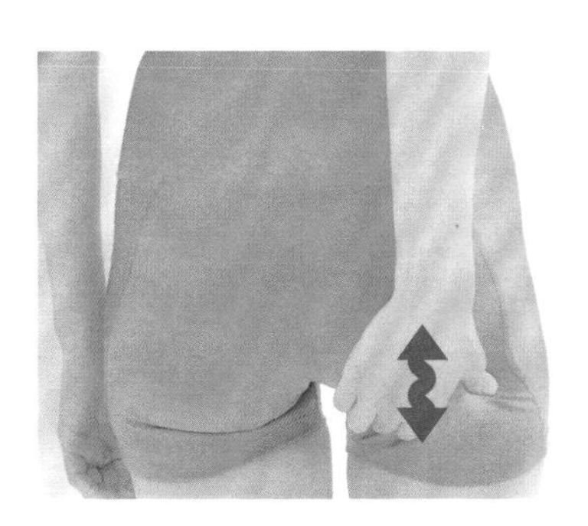

3 抓握肌肉輕柔地上下搖動，往返重複10次

抓握肌肉輕柔地上下搖動，共10次。對側也是同樣進行1～3的步驟。

原因肌 3 臀中肌／臀小肌

現代人常見的前屈姿勢會因為骨盆經常性後傾而導致臀中肌／臀小肌僵硬。極為在意這個不良姿勢的人，進行肌肉復位術時務必特別意識這兩塊肌肉。

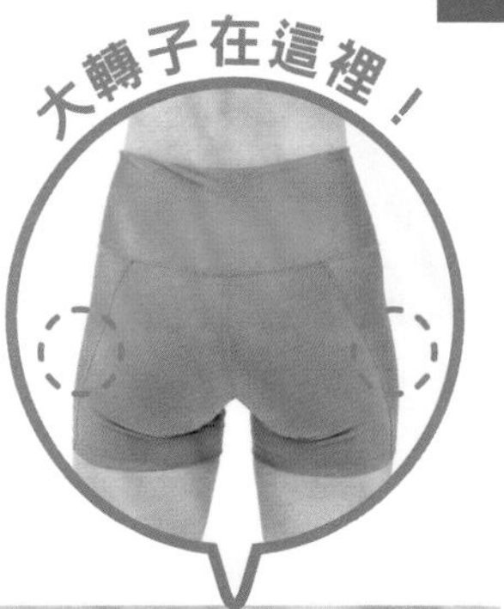

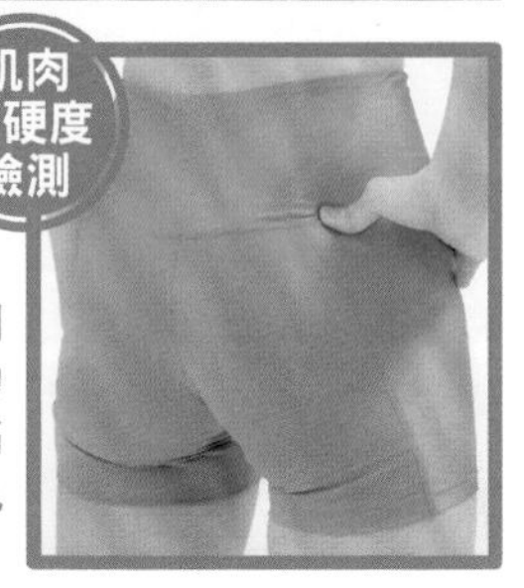

以大拇指使力按壓刺激突出於臀部側邊的骨骼附近。感覺疼痛代表臀中肌／臀小肌有緊繃問題。

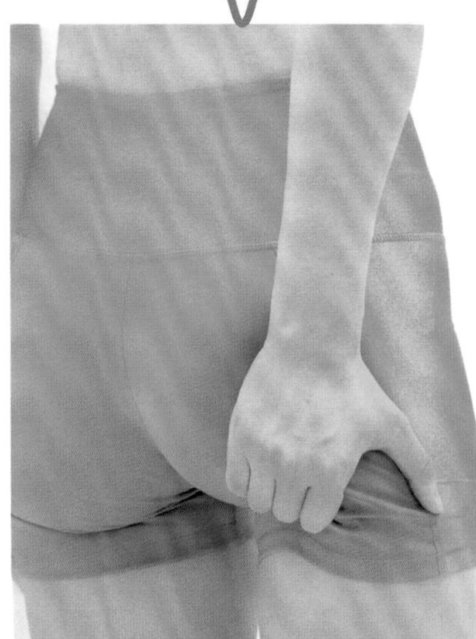

1 用右手從側邊抓握臀部下方肌肉

先找出右大腿根部外側的一塊突出骨骼（大轉子），用右手使力抓握大轉子旁邊的肌肉。想像將肌肉自骨骼上剝離的感覺。

準備

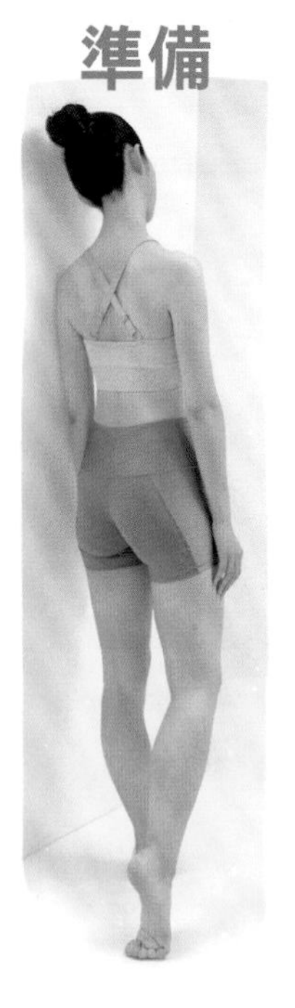

身體左側靠牆站立，左肩貼著牆壁，右腳稍微向後伸出，膝蓋微彎，趾尖彎曲並以腳趾甲貼地。

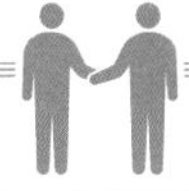

雙人肌肉復位術

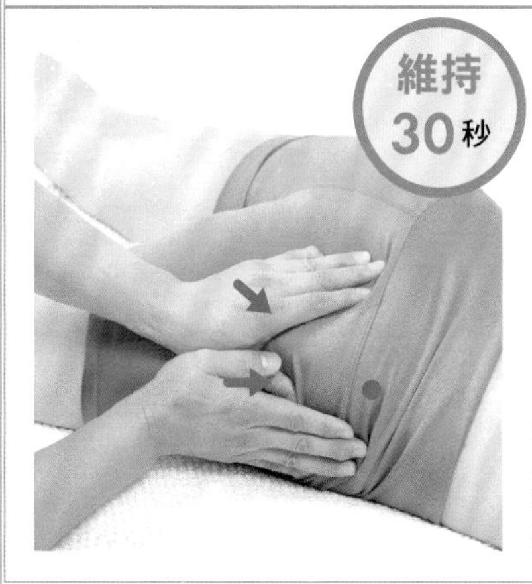

將右手置於對方（採俯趴姿勢）右側大轉子上。左手掌輕輕抓握右側臀部側面的肌肉，雙手同時將肌肉朝右側面上方滑動。維持這個姿勢30秒後輕柔搖動。對側也是同樣步驟。

2 抓握肌肉朝上方滑動

抓握著肌肉朝上方及偏外側的方向滑動。

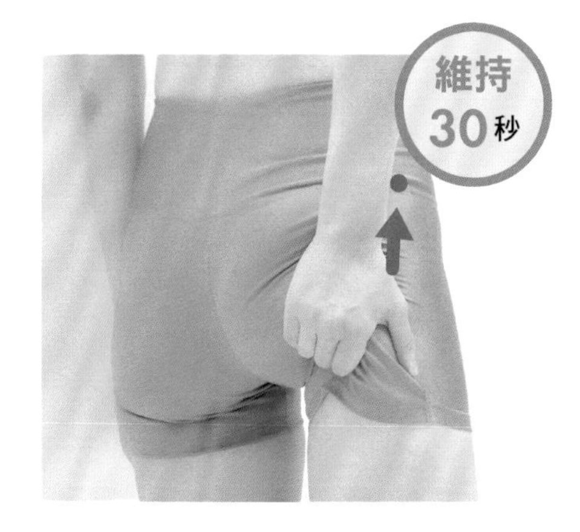

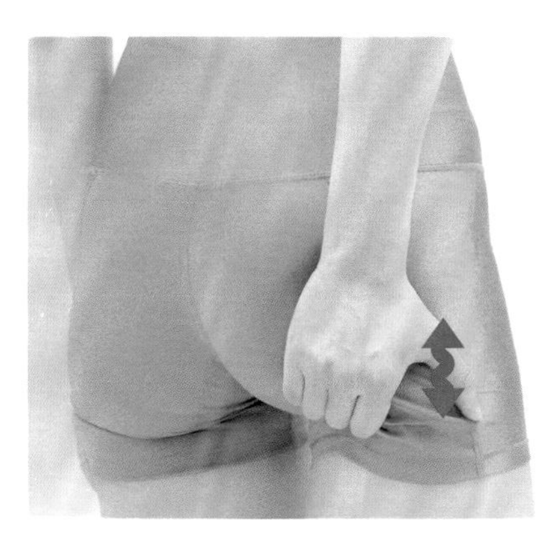

3 抓握肌肉輕柔地上下搖動，往返重複10次

抓握著肌肉輕柔地上下搖動10次。對側也是同樣進行1～3的步驟。

髖關節／膝蓋疼痛

因為疼痛而不走路，這樣絕對不行
進行大腿肌肉復位術促使膝蓋變柔軟

肌肉的特性是愈不動就愈動不了。有不少人因為髖關節／膝蓋疼痛而不願意活動身體，但愈是不走動，只會造成肌肉僵硬和疼痛的情況愈加惡化。想要徹底改善這種情況，首要之務是進行肌肉復位術以確保膝蓋的活動性。

不良姿勢對髖關節和膝蓋疼痛造成極大影響，若再加上駝背、前屈姿勢，身體自然會採取骨盆後傾、膝蓋微彎的姿勢以試圖保持平衡。久而久之，隨著股四頭肌、內收肌群、髂脛束變僵硬，髖關節和膝蓋周圍的肌肉不斷遭到拉扯，進而誘發疼痛。

除了背部明顯隆突的高齡者，這些現象也好發於駝背加上腹部前突的年輕人身上。

因此，首先要針對為了保持平衡而努力過度的股四頭肌和內收肌群進行肌肉復位術。改善血液循環後，肌肉自然能夠順利伸縮。除此之外，大腿內側的內收肌群總是處於收縮狀態的人，位於大腿外側的髂脛束也容易因為過度伸展而僵硬，切記要同時放鬆這個部位。

最後，絕對不要忘記針對小腿肚（請參考P66～）進行肌肉復位術。唯有膝蓋靈活伸展，才能徹底解決疼痛的根源和改善不良姿勢。

對其他肌肉也有放鬆效果！

- 腓腸肌／比目魚肌（P66～P67）
- 足底筋膜（P70～P71）
- 髂腰肌（P114～P115）

解決煩惱！髖關節／膝蓋疼痛

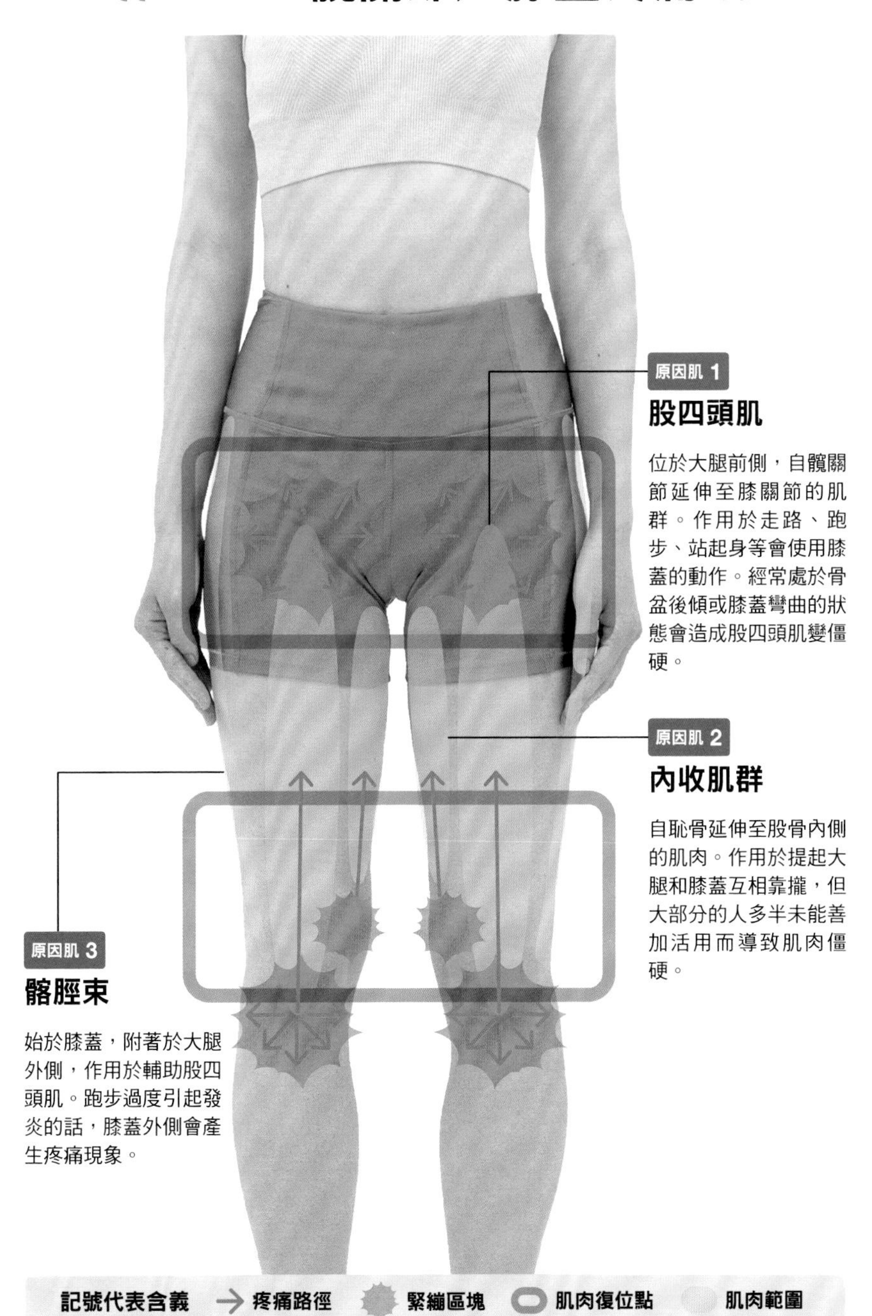

原因肌 1
股四頭肌

位於大腿前側，自髖關節延伸至膝關節的肌群。作用於走路、跑步、站起身等會使用膝蓋的動作。經常處於骨盆後傾或膝蓋彎曲的狀態會造成股四頭肌變僵硬。

原因肌 2
內收肌群

自恥骨延伸至股骨內側的肌肉。作用於提起大腿和膝蓋互相靠攏，但大部分的人多半未能善加活用而導致肌肉僵硬。

原因肌 3
髂脛束

始於膝蓋，附著於大腿外側，作用於輔助股四頭肌。跑步過度引起發炎的話，膝蓋外側會產生疼痛現象。

記號代表含義　→ 疼痛路徑　緊繃區塊　肌肉復位點　肌肉範圍

原因肌 1 股四頭肌

經常採取彎腰姿勢的人、長時間久坐的人，股四頭肌會承受極大負荷。進行肌肉復位術有助於避免誘發炎症。

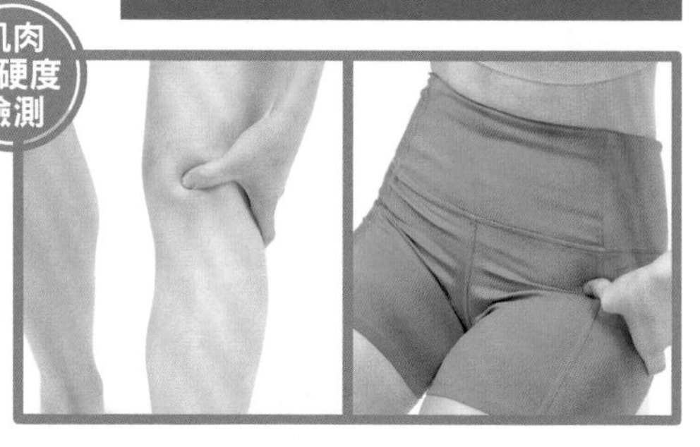

坐在椅子上，稍微向上抬起大腿，以大拇指用力按壓大腿根部前側的肌肉（如照片右側所示）。接著用力按壓並左右移動刺激膝蓋髕骨下方的正中央（如照片左側所示）。若兩種方式都造成僵硬和疼痛感覺，代表股四頭肌有緊繃問題。

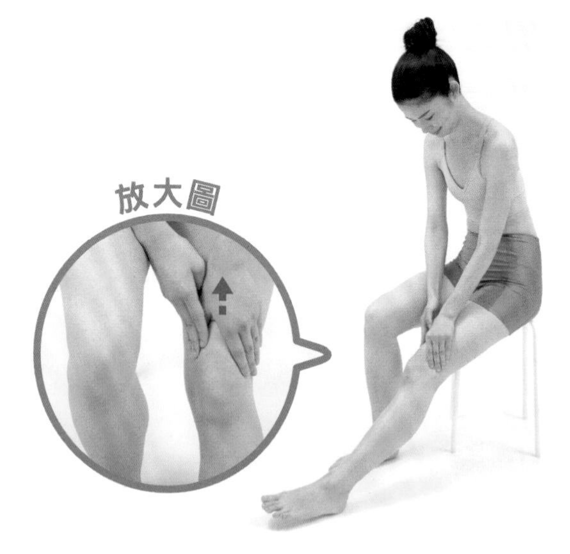

1 從左右側抓握膝蓋上方肌肉，像是將肌肉自骨骼上剝離的感覺

坐在椅子上，左腳向前伸直。用雙手從左右兩側輕輕抓握膝蓋上方約10cm處的肌肉，像是將肌肉自骨骼上剝離（浮起來）的感覺輕輕抓握。

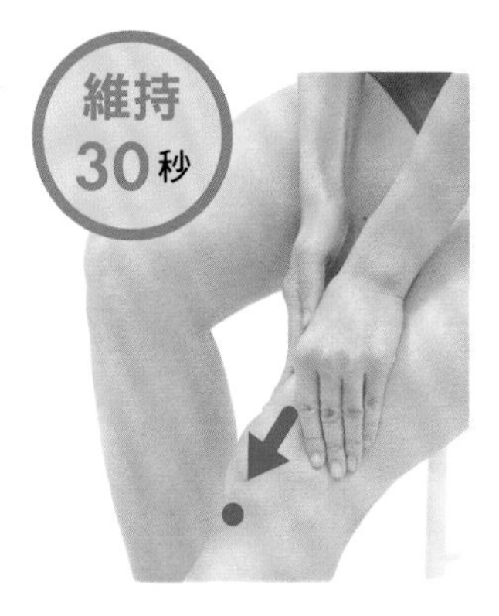

2 雙手抓握肌肉朝膝蓋方向滑動

像是將肌肉自骨骼上剝離的感覺抓握肌肉，然後朝膝蓋方向滑動。

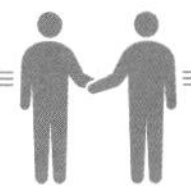

雙人肌肉復位術

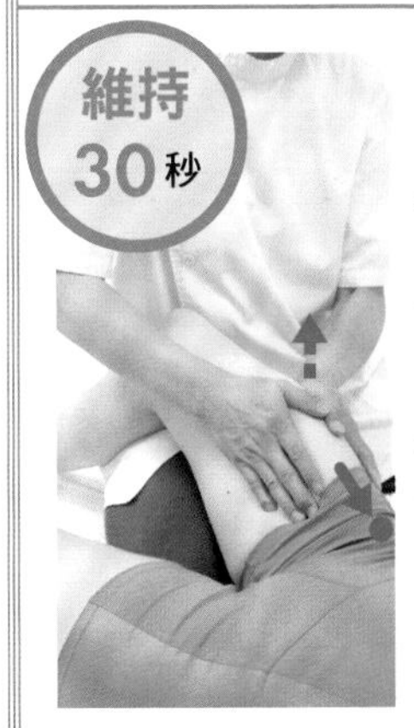

2

接著將對方的大腿擱在自己的大腿上，用雙手抓握鼠蹊部下方約10cm處的肌肉，像是將肌肉自骨骼上剝離（浮起來）的感覺輕輕往上提起，然後朝鼠蹊部方向滑動。維持這個姿勢30秒後輕輕搖動。對側也是同樣進行1～2的步驟。

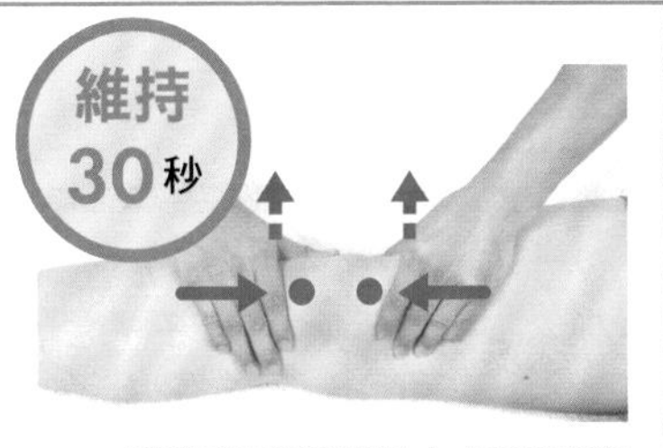

1

用雙手輕輕抓握對方（採仰躺姿勢）膝蓋的上下兩端，像是將肌肉自骨骼上剝離（浮起來）的感覺輕輕往上提起，然後朝膝蓋頂端方向滑動。維持這個姿勢30秒後輕輕搖動。

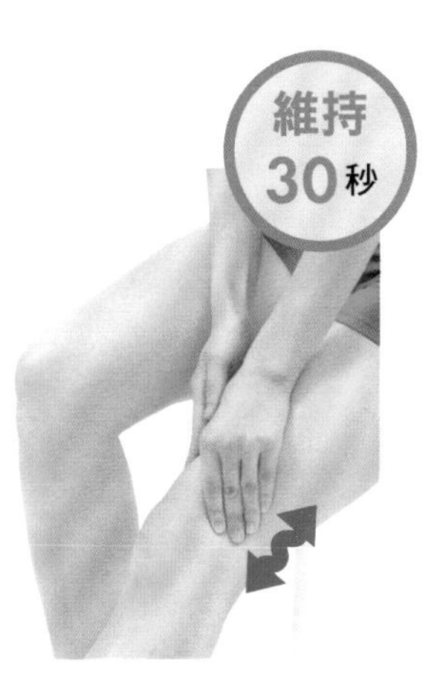

3 抓握肌肉上下搖動，往返重複10次

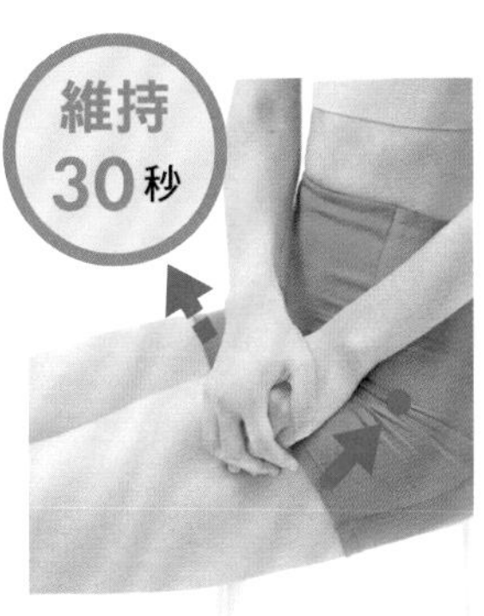

4 抓握大腿根部下方的肌肉，朝大腿根部方向滑動

用雙手從左右兩側輕輕抓握大腿根部（鼠蹊部）下方約10cm處的肌肉，像是將肌肉自骨骼上剝離（浮起來）的感覺抓握，然後朝大腿根部滑動。

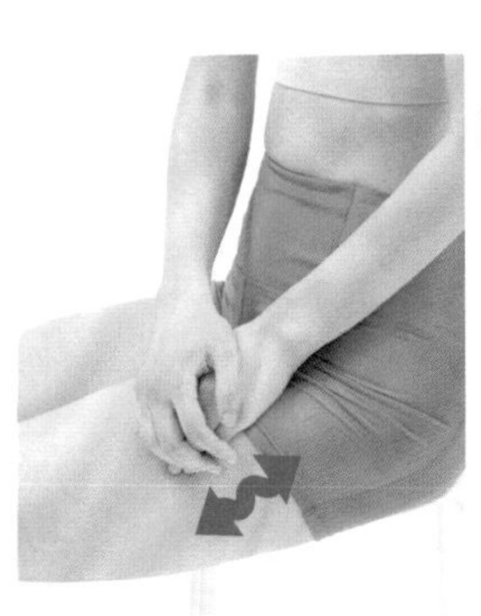

5 抓握肌肉輕柔地上下搖動，往返重複10次

抓握著肌肉輕柔地上下搖動10次。對側也是同樣進行1～5的步驟。

原因肌 2 內收肌群

若不經常使用這些肌肉，久而久之容易衰退無力。尤其O型腿的人可能有痛到抽筋的現象，務必格外留意。

肌肉僵硬度檢測

坐在椅子上，以大拇指用力按壓並刺激膝蓋內側一塊突出骨骼的上端。感覺疼痛代表內收肌群有緊繃問題。

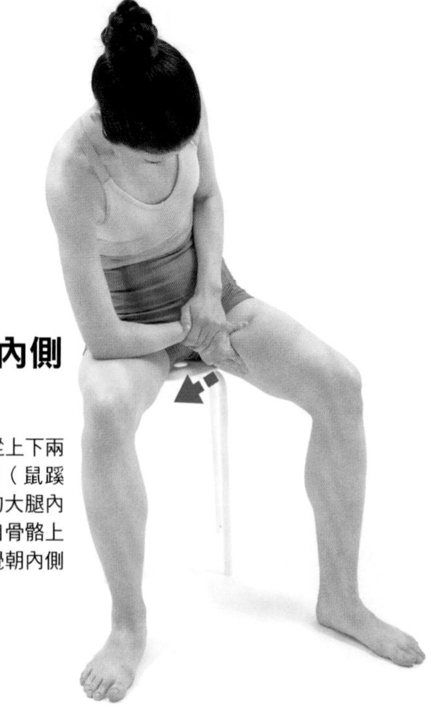

1 抓握大腿內側肌肉

坐在椅子上，用右手從上下兩側抓握左腳大腿根部（鼠蹊部）下方約10cm處的大腿內側肌肉。像是將肌肉自骨骼上剝離（浮起來）的感覺朝內側方向拉動。

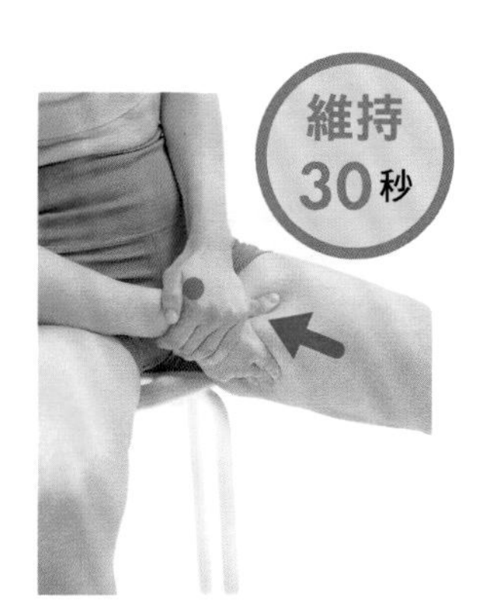

2 像是將肌肉自骨骼上剝離般朝大腿根部方向滑動

像是將肌肉自骨骼上剝離的感覺抓握肌肉，然後朝大腿根部（鼠蹊部）滑動。維持這個姿勢30秒。

雙人肌肉復位術

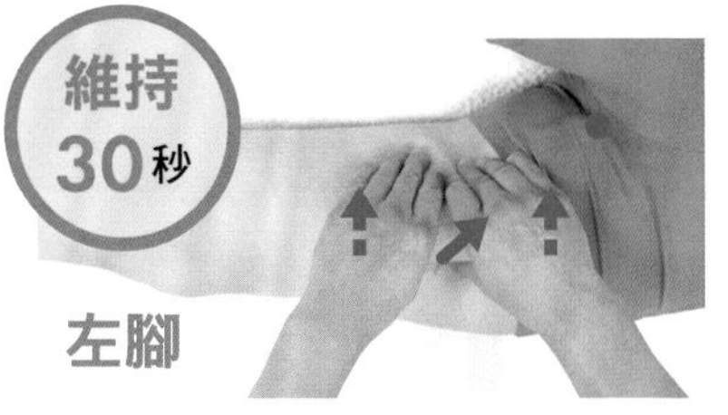

1 用雙手抓握對方（採仰躺姿勢）大腿根部下方約10cm處的大腿內側肌肉。像是將肌肉自骨骼上剝離的感覺輕輕拉動，然後朝大腿根部方向滑動，維持這個姿勢30秒後輕輕搖動。

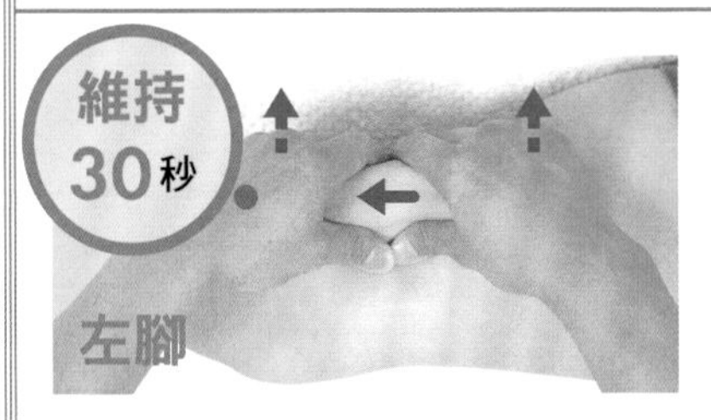

2 接著用雙手從上下兩側抓握膝蓋上方約10cm處的大腿內側肌肉。像是將肌肉自骨骼上剝離的感覺輕輕拉動，然後朝膝蓋方向滑動，維持這個姿勢30秒後輕輕搖動。對側也是同樣進行1～2的步驟。

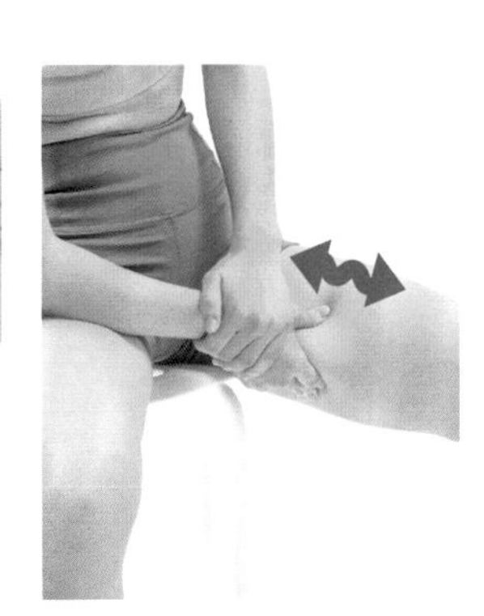

3 抓握肌肉輕輕搖動，往返重複10次

抓握著肌肉，朝鼠蹊部和膝蓋方向輕輕搖動，往返重複10次。

4 抓握膝蓋上方肌肉並朝膝蓋方向滑動

用右手抓握左膝上方約10cm處的大腿內側肌肉。像是將肌肉自骨骼上剝離（浮起來）的感覺稍微朝內側拉動，並且朝膝蓋方向滑動。維持這個姿勢30秒。

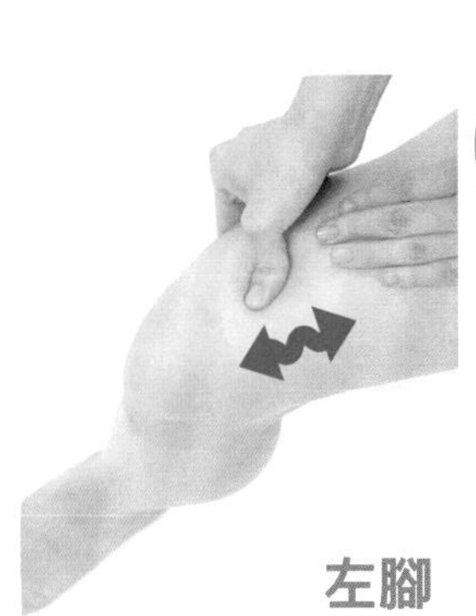

5 抓握肌肉輕輕上下搖動，往返重複10次

抓握著肌肉朝大腿和膝蓋方向輕輕搖動，往返重複10次。對側也是同樣進行1～5的步驟。

原因肌 3 髂脛束

O型腿的人、運動員或喜歡慢跑的人多半有髂脛束僵硬的問題，而這個問題經常誘發疼痛。另外，髂脛束僵硬也是腰痛的原因之一。

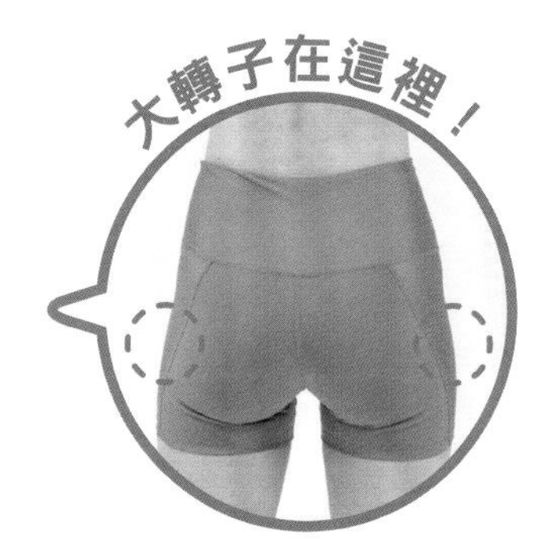

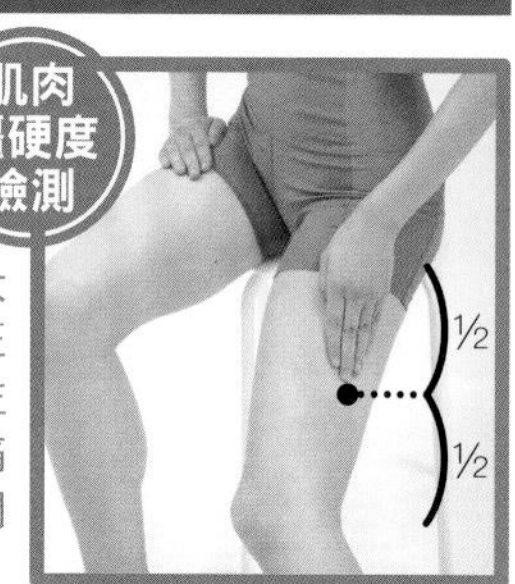

用力按壓大腿外側的大腿根部與膝蓋連線的正中央位置，並且上下左右給予刺激。感覺疼痛代表髂脛束有緊繃問題。

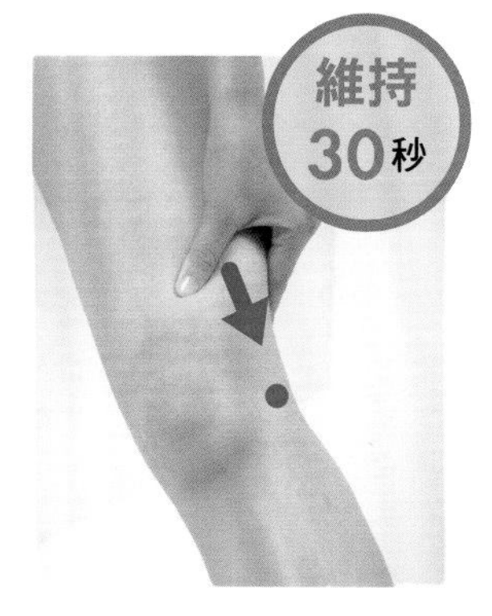

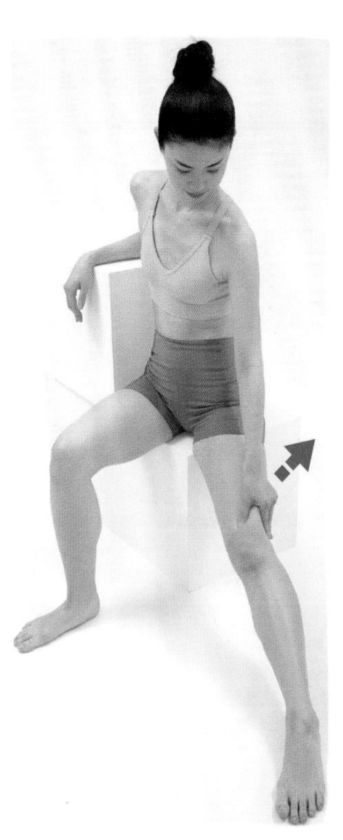

1 像是將肌肉自骨骼上剝離般抓握膝蓋上方的肌肉

坐在椅子上，左腳向側邊伸直。用左手抓握膝蓋上方約10cm處的大腿外側肌肉。像是將肌肉自骨骼上剝離（浮起來）的感覺輕輕朝外側拉動。

2 抓握肌肉朝膝蓋方向滑動

像是將肌肉自骨骼上剝離的感覺抓握著肌肉朝膝蓋方向滑動。

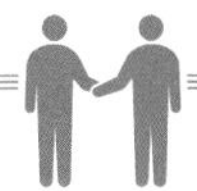

雙人肌肉復位術

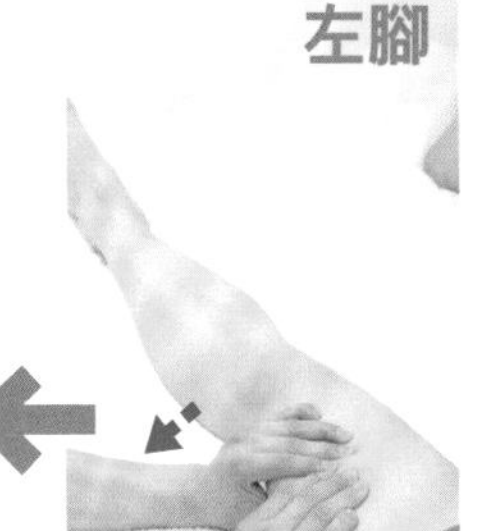

1

用雙手從上下方抓握對方（採仰躺姿勢）大轉子（大腿根部側邊突出的骨骼）下方10cm處的大腿外側肌肉，像是將肌肉自骨骼上剝離的感覺輕輕向外側拉動。

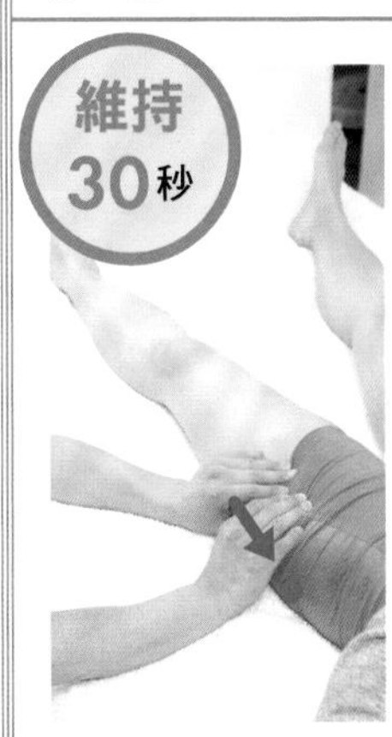

2

接著將肌肉朝大轉子方向滑動。維持這個姿勢30秒後輕輕搖動肌肉。對側也是同樣進行1～2的步驟。

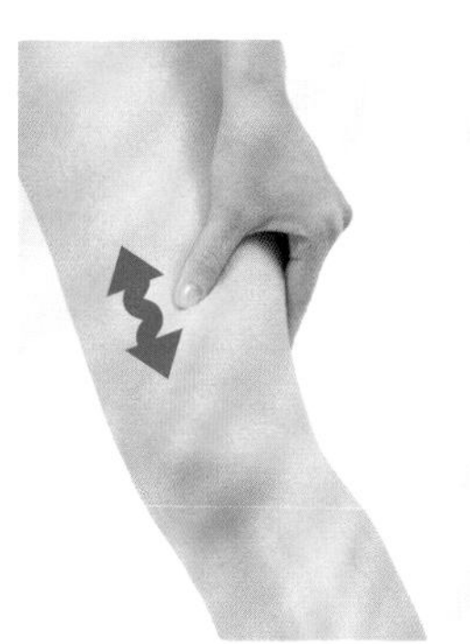

3 抓握肌肉輕輕上下搖動，往返重複10次

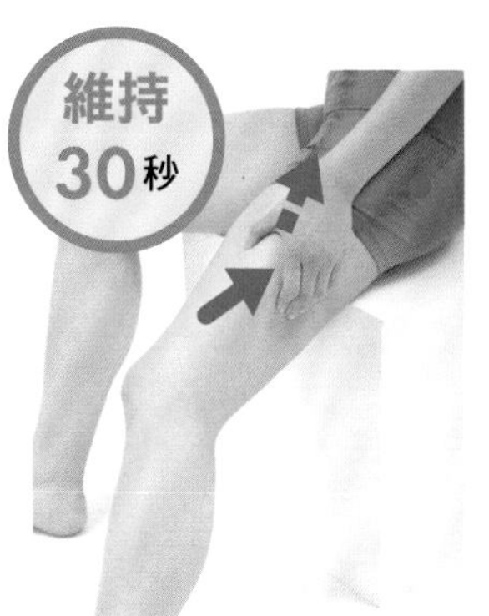

4 抓握大腿外側肌肉，朝大轉子方向滑動

用左手抓握大轉子（大腿根部側邊突出的骨骼）下方10cm處的大腿外側肌肉，像是將肌肉自骨骼上剝離的感覺輕輕向外側拉動，並且朝大轉子方向滑動。維持這個姿勢30秒。

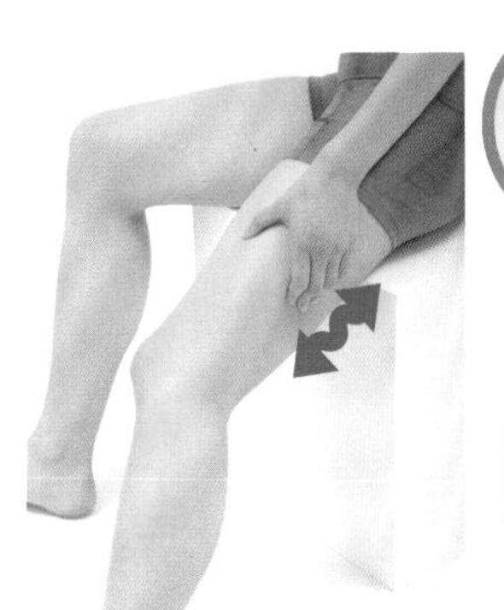

5 抓握肌肉輕輕上下搖動，往返重複10次

抓握著肌肉輕輕上下搖動，重複10次。對側也是同樣進行1～5的步驟。

手部冰冷／疼痛

放鬆手掌以消除手指疼痛和冰冷症狀！

造成手發麻和冰冷的原因五花八門，但多數情況是過度使用或過度不使用所造成。最具代表性的例子是鋼琴老師和演奏家經常過度使用手指，而不喜歡精細手工作業的人則幾乎不使用手指，這兩種類型的人都容易發生手部問題。

通常手部問題好發於女性，由於女性的肌腱較為脆弱、血管較細，而且肌肉量偏少，若做出像是強行用力扭轉瓶蓋等動作，可能會不小心傷害手指韌帶。一旦引起發炎，可能造成手指的肌腱與肌腱之間變僵硬，進一步壓迫神經和血管引起血液流動不順暢的話，恐容易產生手發麻或冰冷現象。

透過肌肉復位術放鬆手指，不僅能立即緩和疼痛，也能促使血管再次恢復活力。肌肉放鬆有助血液順暢流動，並且讓微血管延伸至每個角落。當血流量增加，肌肉慢慢暖和時，手掌冰冷現象自然不藥而癒。而養分和氧氣隨血流抵達身體每一處時，神經系統引發的疼痛感覺也會隨之消失。

無論白天搭乘電車或公車，晚上全身浸泡在熱水裡，都可以同時進行手掌肌肉復位術。

對其他肌肉也有放鬆效果！

- 斜角肌（P84～P85）
- 肱二頭肌（P90～P91）

解決煩惱！手部冰冷／疼痛

原因肌 2 手指屈肌群

活動手指的肌肉和附著於手指內側骨骼的腱鞘（包覆肌腱的滑液囊）。使用過度或經常不使用都容易造成肌肉僵硬，有不少人的手指甚至會隨著年齡增長而逐漸無法伸直。

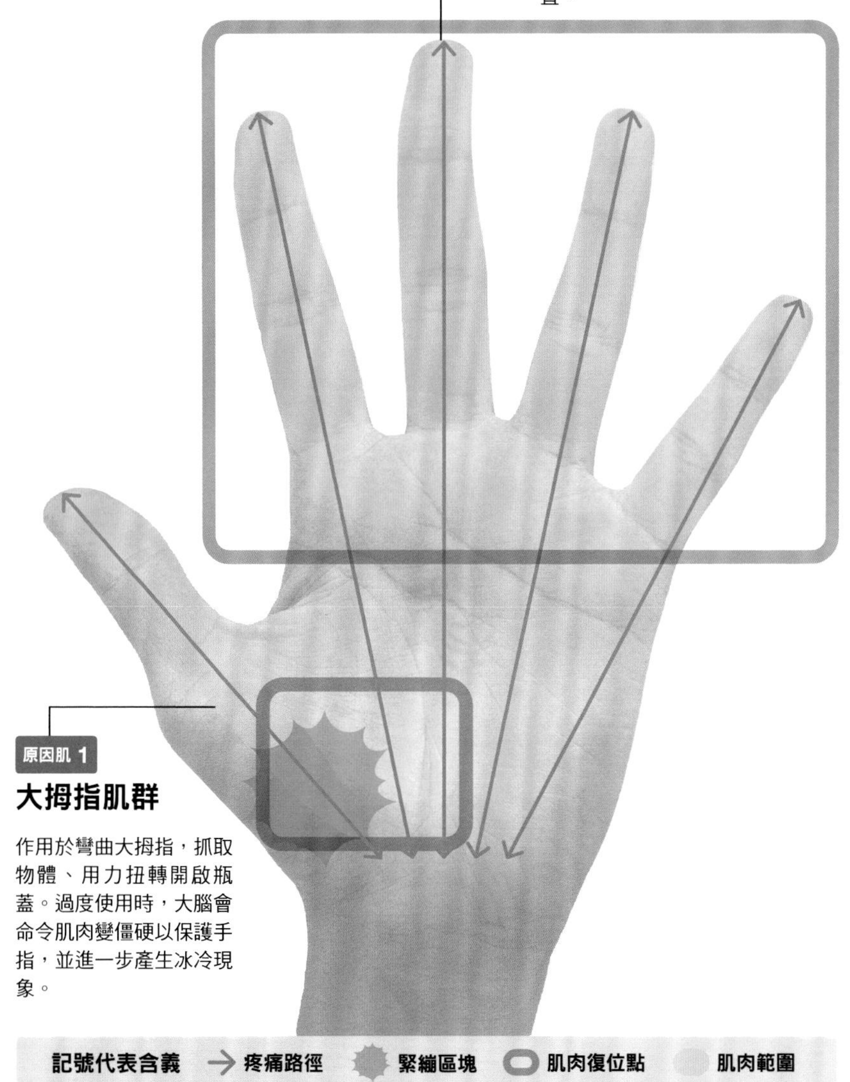

原因肌 1 大拇指肌群

作用於彎曲大拇指，抓取物體、用力扭轉開啟瓶蓋。過度使用時，大腦會命令肌肉變僵硬以保護手指，並進一步產生冰冷現象。

記號代表含義　疼痛路徑　緊繃區塊　肌肉復位點　肌肉範圍

原因肌 1 大拇指肌群

大拇指肌群作用於用力抓取物體，由於活躍於需要強大力量的場合，因此負擔相對較大。務必確實好好放鬆。

肌肉僵硬度檢測

用力按壓大拇指下方隆起部位的頂端（右手大拇指按壓處），以及大拇指和手腕交界處（虛線處）。感覺疼痛代表大拇指肌群有緊繃問題。

維持30秒

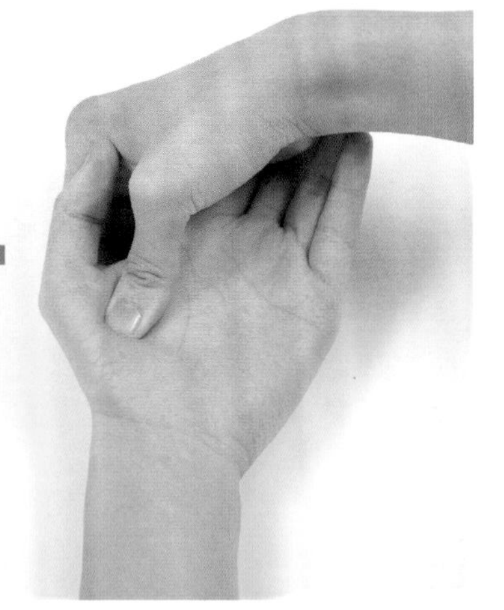

1 以右手大拇指按壓左手大魚際隆突

左手置於桌面上，手掌朝上。以右手大拇指輕輕按壓左手大魚際隆突（隆起部位）頂端的肌肉。

2 將大魚際隆突朝大拇指根部方向滑動

維持輕輕按壓狀態，並且將肌肉朝大拇指根部方向滑動。維持這個姿勢30秒。

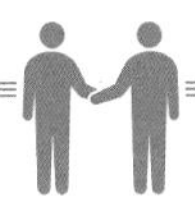

雙人肌肉復位術

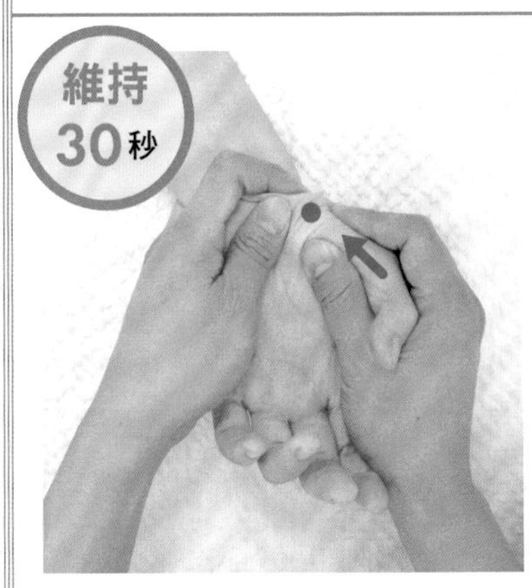

以左手固定對方的手腕，右手大拇指輕輕按壓對方大拇指的大魚際隆突，其他四指則扶著手背。像是將肌肉自骨骼上剝離（浮起來）的感覺提起大魚際隆突，並且朝手腕方向滑動。維持這個姿勢30秒後輕輕搖動。對側也是同樣步驟。

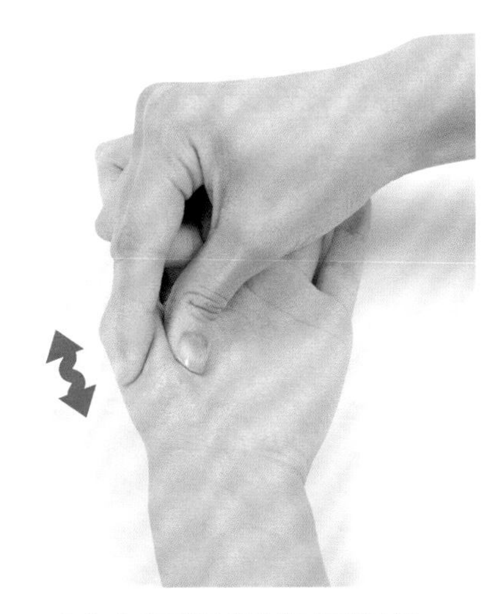

3 以大拇指指腹輕輕搖動，往返重複10次

以大拇指和食指夾住大魚際隆突，輕輕上下搖動，重複10次。對側也是同樣進行1～3的步驟。

原因肌 2 手指屈肌群

自律神經和女性荷爾蒙失調時，手指容易出現疼痛現象。此外，這套肌肉復位術也非常適合用於手發麻或冰冷的人。

肌肉僵硬度檢測

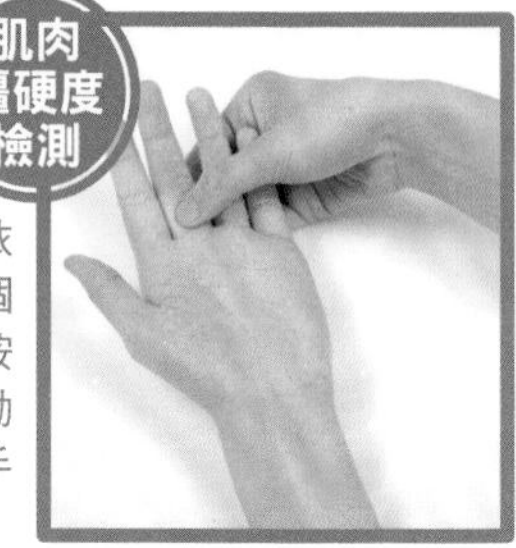

以大拇指和食指從上下側依序夾住食指至無名指的各個指節，然後以大拇指用力按壓指節掌側肌肉並左右移動給予刺激。感覺疼痛代表手指屈肌群有緊繃問題。

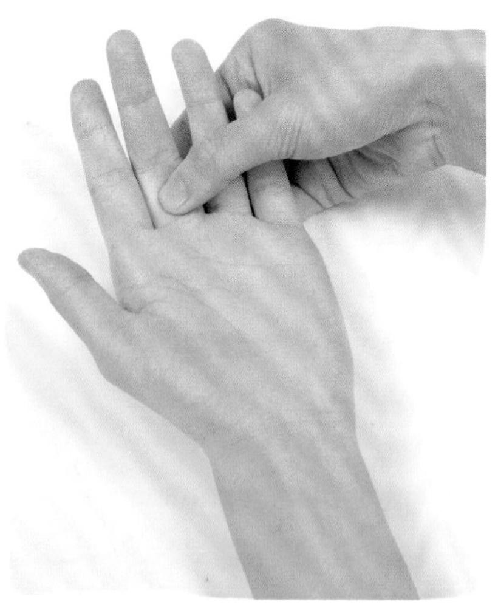

1 從上下側輕輕夾住指節

左手置於桌上，手掌朝上。以右手大拇指指腹輕輕按壓手指掌側的肌肉。

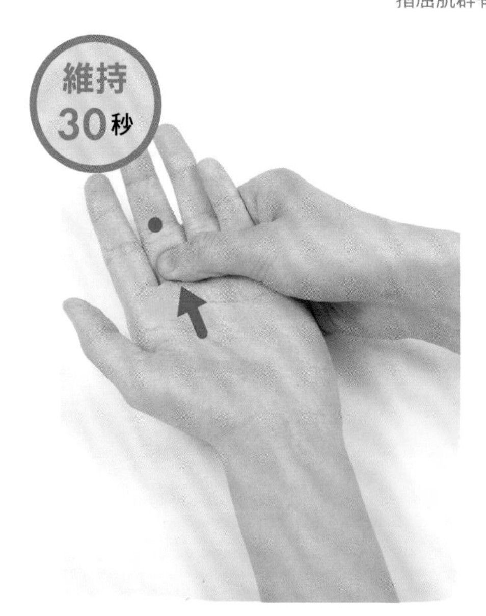

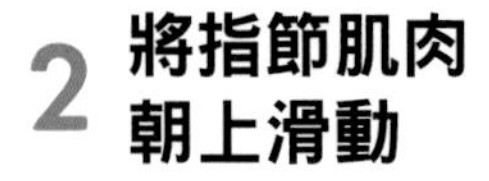

維持按壓狀態，將肌肉朝上方滑動。維持這個姿勢30秒。

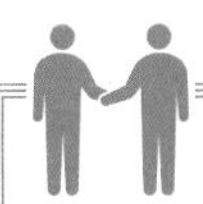

雙人肌肉復位術

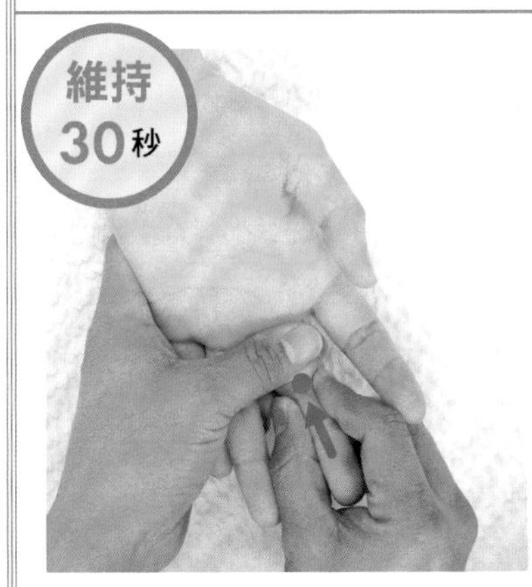

用左手托住對方的左手背，以右手大拇指和食指從左右側夾住對方手指掌側肌肉。將食指至無名指的各指節依序朝手掌方向滑動。維持這個姿勢30秒後輕輕搖動。對側也是同樣步驟。

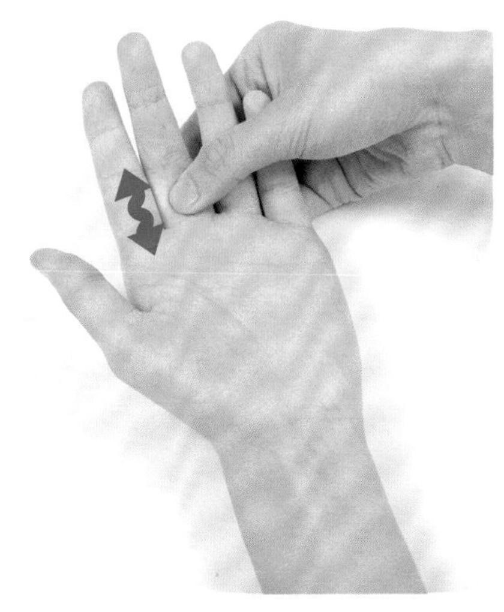

3 以大拇指指腹輕輕搖動指節，往返重複10次

以大拇指指腹輕輕搖動指節，往返重複10次。對側也是同樣進行1～3的步驟。食指至無名指的各指節依序進行。

高爾夫球肘／網球肘

有效緩解並預防疼痛
適合作為運動前的例行性暖身操！

「高爾夫球肘」和「網球肘」是經常從事體育運動的人耳熟能詳的手臂運動傷害。高爾夫球肘的疼痛現象出現在慣用手的手肘內側，而網球肘的疼痛現象則出現在慣用手的手肘外側。

高爾夫球肘的形成原因之一是擊球時為了拉長球的飛行距離，握桿力道過大所造成。有些人則是因為球桿敲擊地面的撞擊力造成發炎。

照理來說，不應該只用手臂力量來擊球，而是要善用身體的旋轉力量。換句話說，無法妥善運用身體旋轉力量的人容易罹患高爾夫球肘。

另一方面，網球肘的主要形成原因是過度使用上臂的伸肌群。例如反手拍擊球的瞬間，擊球的力量全部施加於手臂上，而大腦為了避免手肘受傷，便下達「疼痛」指令。肌力較差的女性比較容易感到疼痛，務必特別留意。為了努力追上球而不用雙手握拍回擊，這種情況可能更加危險。這套肌肉復位術不僅適合用於疼痛時救急，也可以作為從事體育運動前的預防措施。同時放鬆肱二頭肌長頭肌腱和肱三頭肌，也有助降低手肘受傷風險。

對其他肌肉也有放鬆效果！

• 肱二頭肌（P90～P91）　• 肱三頭肌（P108～P109）

解決煩惱！高爾夫球肘／網球肘

原因 1

前臂屈肌群

自肱骨內側延伸至手部、手指的肌肉。作用於向下揮動手臂、將手舉至胸前、用力抓握物體等動作。操作電腦滑鼠時少不了這些肌肉。

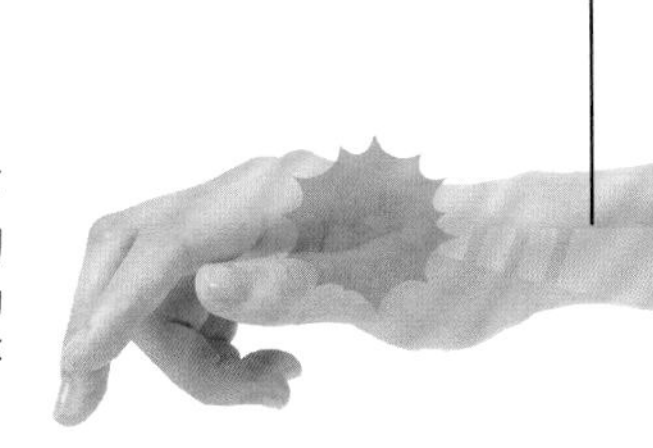

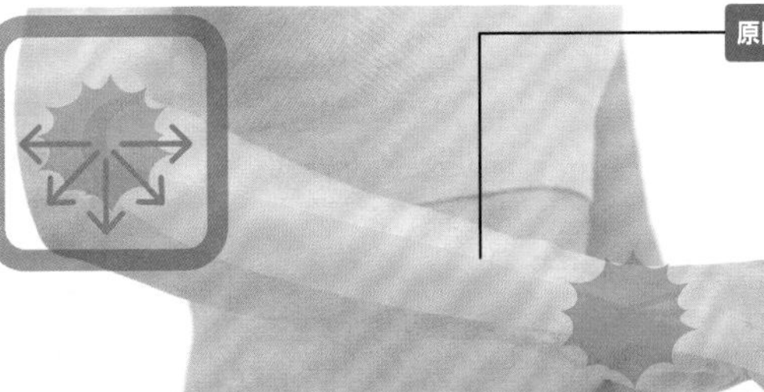

原因 2

前臂伸肌群

自肱骨外側延伸至手部、手指的肌肉。作用於彎曲手腕／反折手腕、像雨刷般左右彎曲手腕等動作。打字或揉捏等作業也少不了這些肌肉。

記號代表含義 → 疼痛路徑 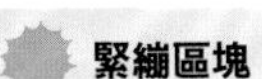 緊繃區塊  肌肉復位點 肌肉範圍

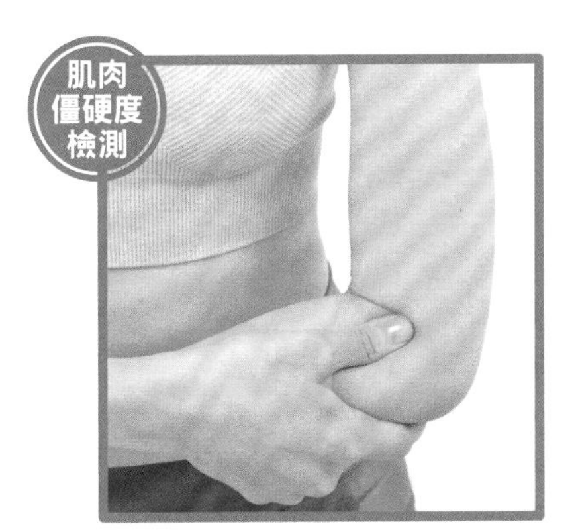

彎曲手臂，用力按壓手肘外側突出骨骼的四周，找出僵硬和疼痛的位置（前臂伸肌群）。

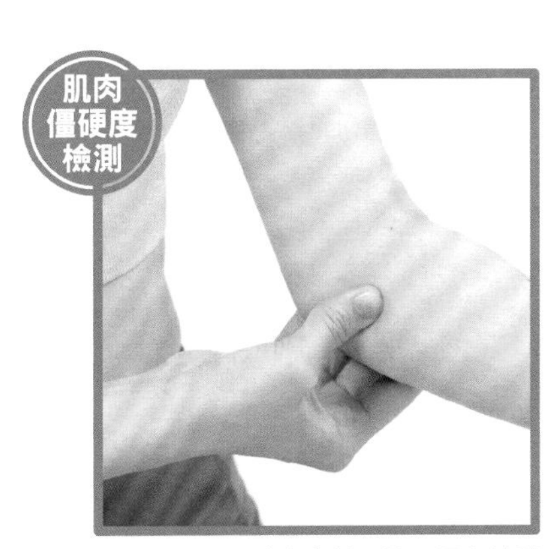

手肘內側有一塊突出的骨骼，用力按壓骨骼四周，找出僵硬和疼痛的位置（前臂屈肌群）。

原因肌 1 前臂屈肌群

過度使用滑鼠的人，務必適度讓手休息並放鬆前臂屈肌群。老是將包包掛於前臂上的人，也能透過這套復位術消除疲勞。

雙人肌肉復位術

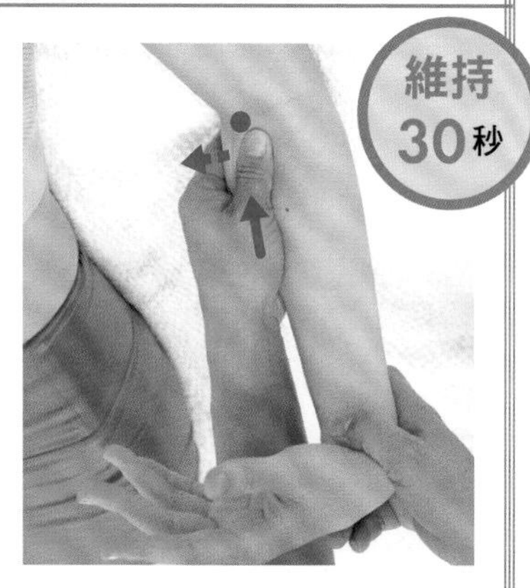

一隻手扶著對方（採仰躺姿勢）的手腕，另外一隻手從內側輕輕抓握手肘下方，並且朝手肘方向滑動，維持這個姿勢30秒。然後輕柔搖動。

準備

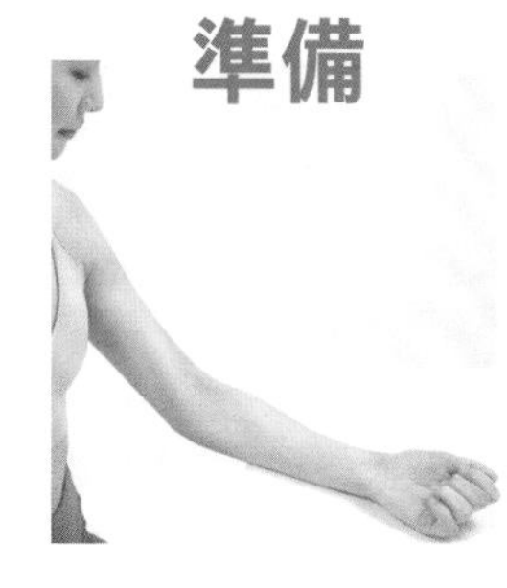

坐在椅子上，將左手臂置於桌面上。讓手肘內側至手掌部位朝上。

1 輕柔抓握 手肘下方內側

將大拇指指腹置於左手肘內側下方（往手腕方向）3cm處。食指至小指則貼於手臂下方，從上下側抓握肌肉。

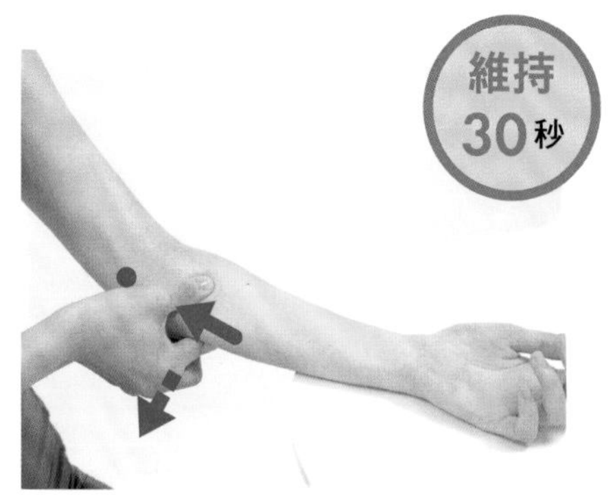

2 抓握肌肉 並朝手肘方向滑動

像是將肌肉自骨骼上剝離（浮起來）的感覺抓握手臂內側肌肉朝手肘方向滑動。維持30秒。

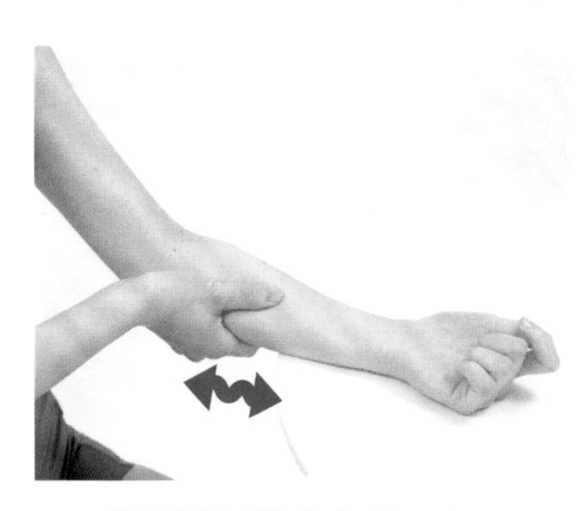

3 輕柔搖動內側肌肉，往返重複10次

對側也是同樣進行1～3的步驟。

原因肌 2 前臂伸肌群

轉動門把鑰匙時感覺手臂有刺痛感，代表這塊肌肉很可能有僵硬問題。務必好好進行肌肉復位術。

雙人肌肉復位術

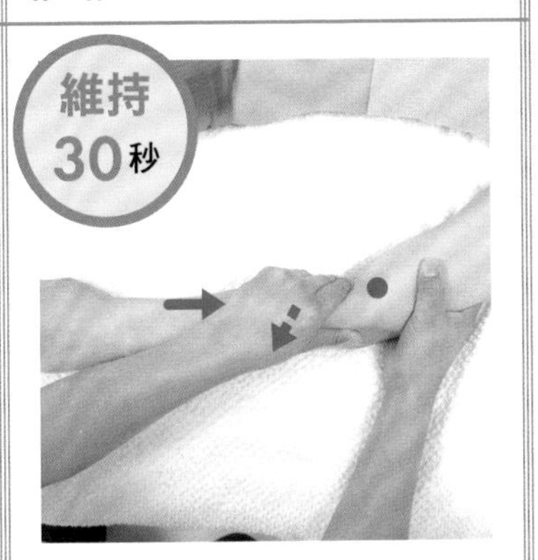

用雙手從外側輕柔地抓握對方（採仰躺姿勢）手肘的上下兩側。抓握手肘下方的手朝手肘方向滑動，維持這個姿勢30秒，接著再輕柔搖動。

準備

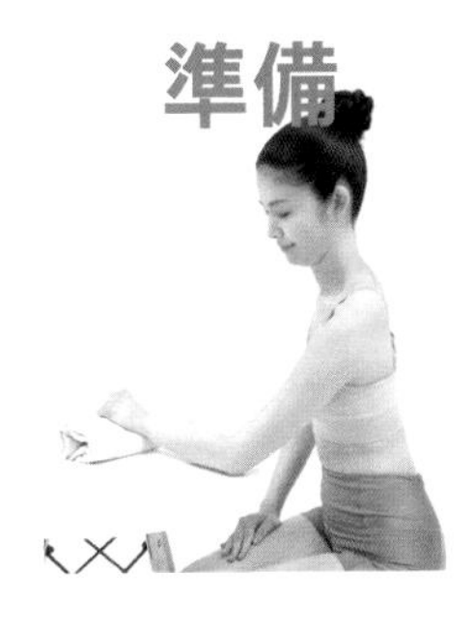

坐在桌子前方，以手掌至手肘內側朝下的方式將手臂放在桌面上，手腕底下墊一條捲起來的毛巾以抬高手部。

1 輕柔抓握手肘下方外側

以大拇指位於手臂內側的方式抓握左手肘外側下方（往手腕方向）3cm處，像是將肌肉自骨骼上剝離（浮起來）的感覺輕輕抓握。

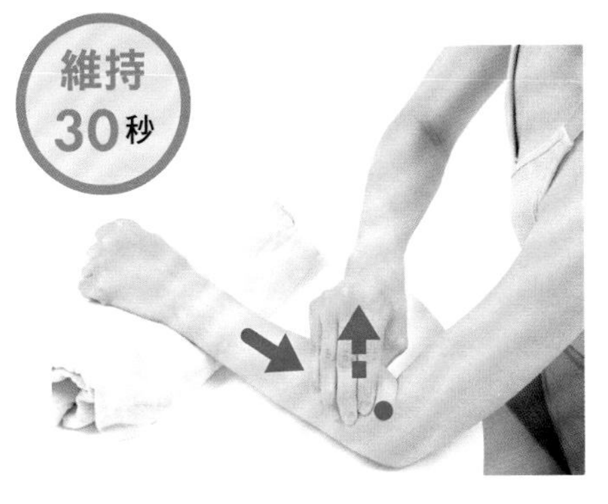

2 抓握肌肉朝手肘方向滑動

像是將肌肉自骨骼上剝離的感覺提起肌肉朝手肘方向滑動，維持這個姿勢30秒。

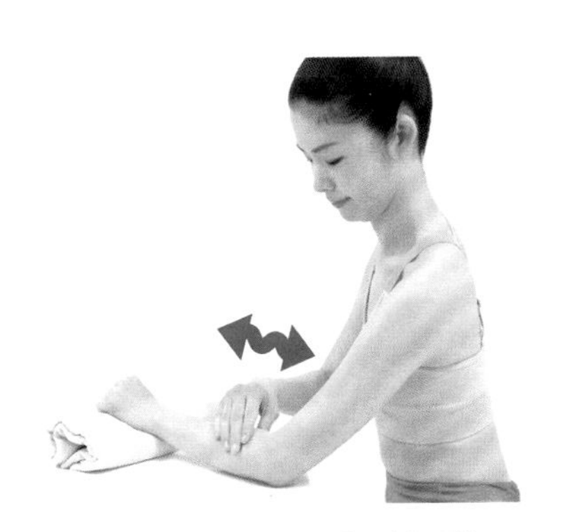

3 抓握肌肉輕輕搖動，往返重複10次

對側也是同樣進行1～3的步驟。

便祕／生理痛

每天、每月順暢無比！
推薦用於預防子宮方面的疾病

腸道和子宮的運作通常都是透過脊髓接收來自大腦的指令。

舉例來說，脊髓受損的人容易有便祕和膀胱炎的問題，這是因為神經損傷導致無法順利控制排尿／排便。因此，一旦腰間肌肉僵硬，血液循環變差，神經傳導功能衰退，將會進一步對內臟運作造成不良影響。實際上，中醫裡面常提到的「大腸俞」、「腎俞」等對應大腸、子宮的穴道也都位於背部側。

建議有便祕、生理痛等苦惱的人，多進行腰方肌的肌肉復位術以促使肌肉恢復正常狀態。另外搭配位於骨盆周圍的髂腰肌肌肉復位術，效果會更好。也推薦給深受漏尿、尿失禁所苦的人。

另一方面，腰方肌和腰痛有極為密不可分的關係。深受腰痛所折磨的人，只要透過肌肉僵硬度檢測發現有疼痛現象，務必進行肌肉復位術放鬆一下。

解決煩惱！ 便祕／生理痛

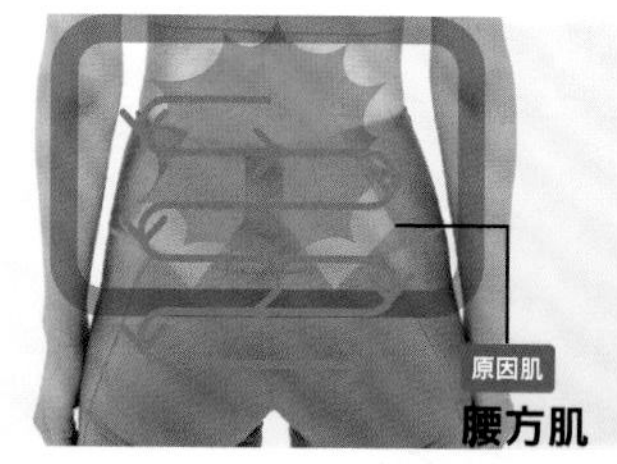

腰方肌是位於下段肋骨至脊椎（腰椎）、骨盆（髂骨）的肌肉。作用於輔助臀部肌肉。

記號代表含義 疼痛路徑 緊繃區域 肌肉復位點 肌肉範圍

對其他肌肉也有放鬆效果！

- 髂腰肌（P114～P115）

便祕／生理痛

原因肌

腰方肌

放鬆腰方肌有助穩定骨盆。有腰痛問題的人，務必進行肌肉僵硬度檢測。一發現疼痛現象，立即進行復位術以放鬆肌肉。

雙人肌肉復位術

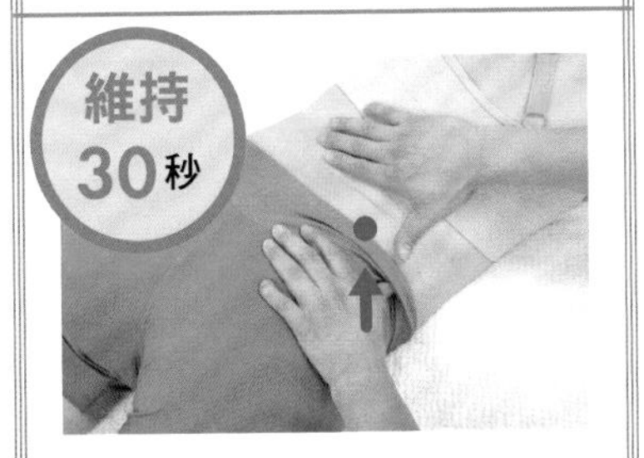

左手置於對方（採俯趴姿勢）臀部上半部，右手掌緊密貼於腰上。將臀部上半部的肌肉朝上方滑動。維持這個姿勢30秒後輕輕搖動。對側也是同樣步驟。

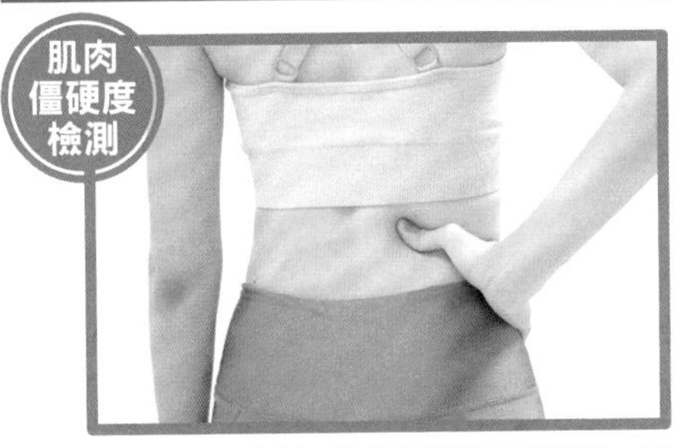

大拇指貼於背部，其他四指貼於側腹部，以這種方式從前後側夾住軀幹。稍微調整一下，讓食指貼於肋骨最下端位置。大拇指用力按壓背部側，感覺疼痛代表腰方肌有緊繃問題。

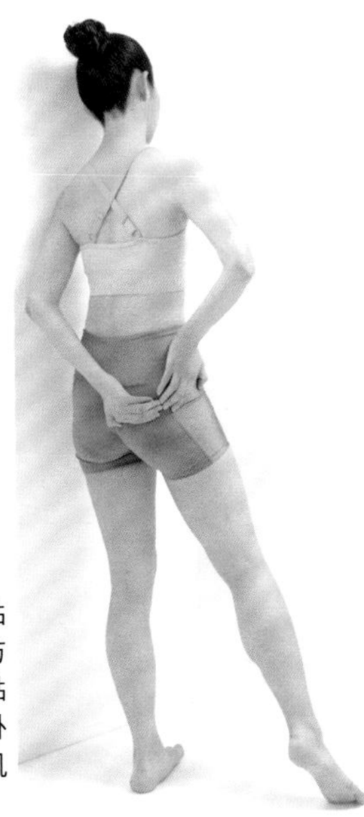

1 由下方輕輕抓握右側臀部的外側

身體左側靠牆站立，左肩貼著牆壁。右腳稍微向斜後方伸出，抬高腳跟。用雙手貼於右側臀部最上端位置的外側，由下方輕輕包覆臀部肌肉。

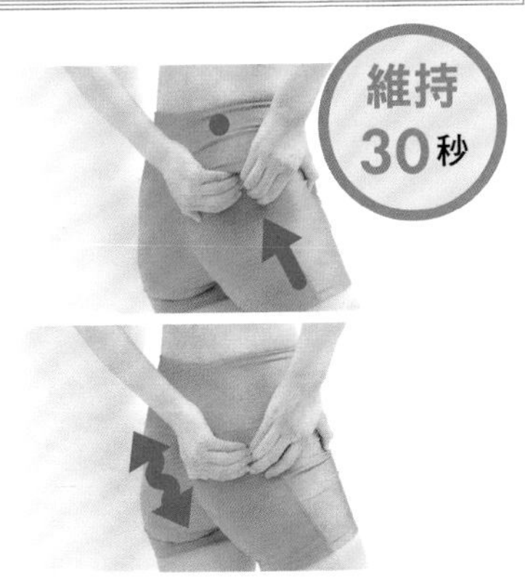

2 雙手抓握臀部肌肉朝腰部中心滑動

雙手包覆臀部肌肉並朝腰部中心，亦即朝內側斜上方滑動，維持這個姿勢30秒。然後用雙手輕柔上下搖動肌肉，往返重複10次。對側也是同樣進行1～2的步驟。

預防跌倒

打造大拇趾確實張開，帶著自信邁步向前的雙腳

外展拇肌位於大拇趾側邊，作用於張開各腳趾。腳趾張開有助整個足部確實著地以利行走，進而降低跌倒風險，一旦腳趾肌肉僵硬而無法確實張開腳趾，恐會因為步伐不穩而容易跌倒。

強行將腳趾塞入不合腳的鞋子裡，或者年齡增長等，都會造成外展拇肌的肌力逐漸衰退，小指側也因為長期彎曲而僵硬。情況惡化時，甚至有人的腳趾尖會萎縮到大拇趾覆蓋於食趾上的程度。

假設出現在平坦地面也會絆倒的情況，更需要特別留意。即便在家裡，也可能因為不小心絆了一下而跌倒，甚至發生骨折等嚴重意外。

為了預防跌倒，建議確實放鬆外展拇肌。盡可能搭配5項基本復位術的足底部位（請參考P70～）一起操作。

外展拇肌肌力衰退的警訊之一是拇趾外翻或扁平足。尤其針對拇趾外翻的人進行肌肉僵硬度檢測時，10個人裡面有10個會喊痛。

解決煩惱！ 預防跌倒

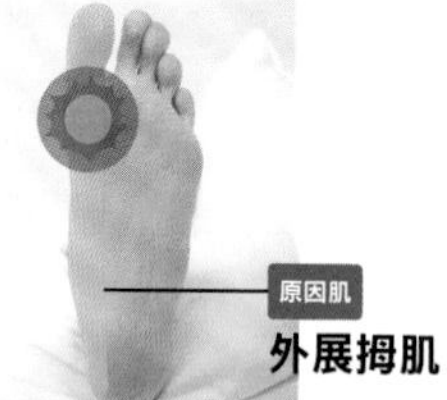

連接腳跟至大拇趾外側的肌肉，作用於伸展大拇趾。肌力衰退恐會造成拇趾外翻或扁平足。

記號代表含義　→疼痛路徑　緊繃區域　肌肉復位點　肌肉範圍

對其他肌肉也有放鬆效果！

- 腳趾屈肌群／足底筋膜（P70～P71）

預防跌倒

外展拇肌

原因肌

也有助預防腳步蹣跚、拇趾外翻。建議尚無任何不適症狀的人，在忙碌的一天結束時，搭配足底的基本復位術操作。

雙人肌肉復位術

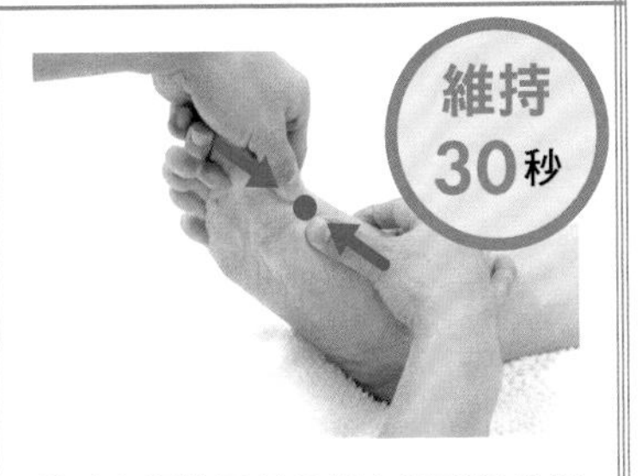

雙手大拇指置於足部大拇趾側的側面。像是將肌肉自骨骼上剝離的感覺讓雙手大拇指互相靠攏以提起肌肉。維持這個姿勢30秒。對側也是同樣步驟。

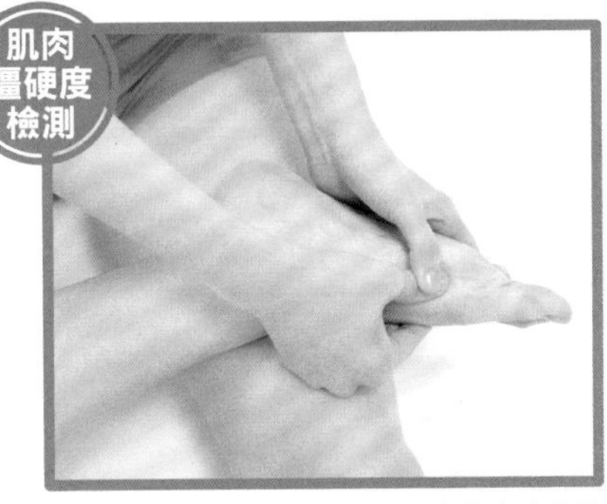

先找到足部大拇趾下方側面一塊最突出的骨骼，以雙手大拇指用力按壓那塊骨頭的邊緣。感覺疼痛代表外展拇肌有緊繃問題。

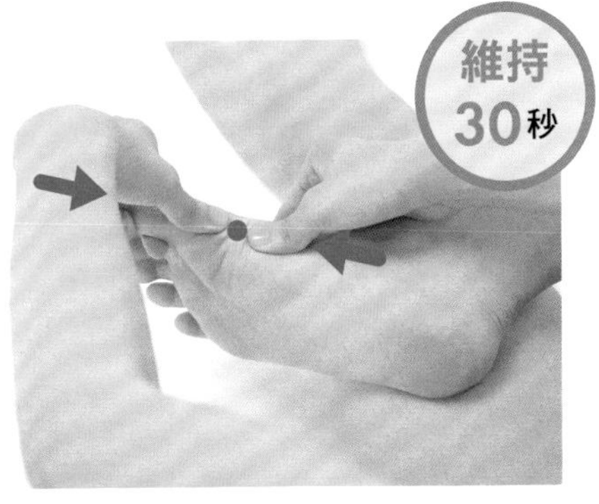

1 讓按壓骨骼上下兩端的雙手大拇指互相靠攏

左手食指插入右腳大拇趾和食趾之間，以大拇指指腹按壓檢測點骨骼的上方。右手大拇指則置於骨骼下方一帶。用左手將足部大拇趾向外側彎折，並以大拇指將按壓的肌肉由左右兩側朝中間滑動。維持這個姿勢30秒。

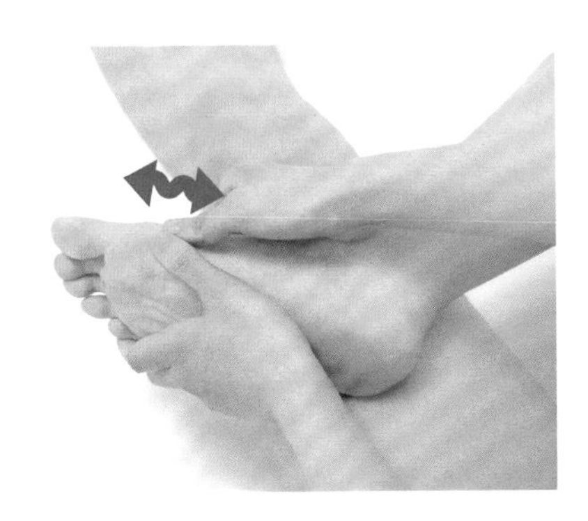

2 以大拇指指腹上下摩擦，往返重複10次

將雙手大拇指指腹置於側面骨骼下方，輕柔地上下搖動。對側也是同樣進行1～3的步驟。

衰老

放鬆頸部～顳部肌肉，打造無皺紋、無鬆弛的動人美肌。

鬆弛、皺紋、浮腫的成因分為二大類。一是肌肉功能衰老。肌肉長年在重力作用下逐漸失去彈性，眼睛、臉頰、嘴巴無一倖免，通通隨時間流逝而漸漸下垂。

另外一個原因是肌肉僵硬引起血液循環不良。老舊廢物堆積導致臉部浮腫，重力作用導致臉部肌肉下垂、肌膚逐漸老化。

經常放鬆頸部和臉部肌肉，有助於促進血液和淋巴液的流動。如此一來，不僅肌膚顏色明顯改善，當老舊廢物被排出體外時，頸部至下巴線條也會變得更加柔和緊緻。新的氧氣和養分送達身體各處後，肌肉再次恢復彈性，拉提回春超有感。

如何讓自己再次恢復青春，重點在於頸部以上的肌肉復位術。頸部若過於緊繃，就算再怎麼按摩臉部，也難以有效改善血液循環。頸部肌肉尤其容易僵硬，因此有不少放鬆頸部的闊頸肌和胸鎖乳突肌即可達到拉提效果的方法。

大家只要確實放鬆這裡所介紹的三個部位的肌肉，便能立即讓頸部和臉部溫熱起來，並且瞬間提升肌膚的透明度。

對其他肌肉也有放鬆效果！

- 斜方肌（P54～P55、P58～P59）
- 斜角肌（P84～P85）
- 帽狀腱膜（P100～P101）

解決煩惱！衰老

原因肌 3

顳肌

大範圍覆蓋於顳顎關節至顱骨顳部的肌肉。與咀嚼有密不可分的關係，因此容易受到緊咬牙根的影響而僵硬，導致平時總是露出一張恐怖的表情。

原因肌 2

顏面肌

位於表層，作用於打造表情的肌肉。肌力隨增齡而衰退，再加上重力作用，不僅容易形成法令紋，嘴角也會慢慢下垂。

原因肌 1

闊頸肌

大範圍覆蓋下頜骨至胸部上半段的頸部肌肉。僵硬會造成嘴角下垂、頸胸線條鬆弛，使人看起來像老了好幾歲。

胸鎖乳突肌

連接枕部和鎖骨的肌肉。位於頸部前側，作用於支撐頭部重量、頸部旋轉運動。這塊肌肉僵硬恐造成下巴鬆弛。

記號代表含義 → 疼痛路徑  緊繃區塊 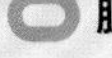 肌肉復位點 肌肉範圍

原因肌 1 闊頸肌、胸鎖乳突肌

養成每天洗臉完或保養皮膚的時候順便進行復位術的習慣。除了有助改善臉部浮腫、暗沉、鬆弛問題，還可以美化頸部線條。

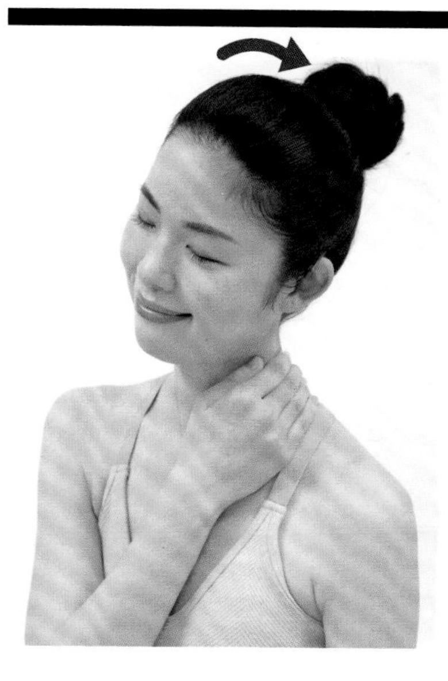

1 頭部稍微向左傾斜，右手扶著頸部

坐在椅子上，頭部稍微向左傾斜。用整個右手掌包覆頸部左側。

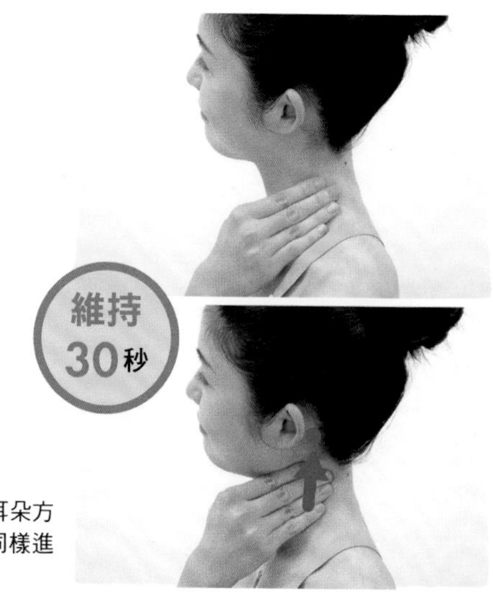

2 用整個右手掌滑動頸部肌肉

用整個右手掌輕輕按壓頸部肌肉，並且朝耳朵方向滑動。維持這個姿勢30秒。對側也是同樣進行1～2的步驟。

衰老

原因肌 3 顳肌

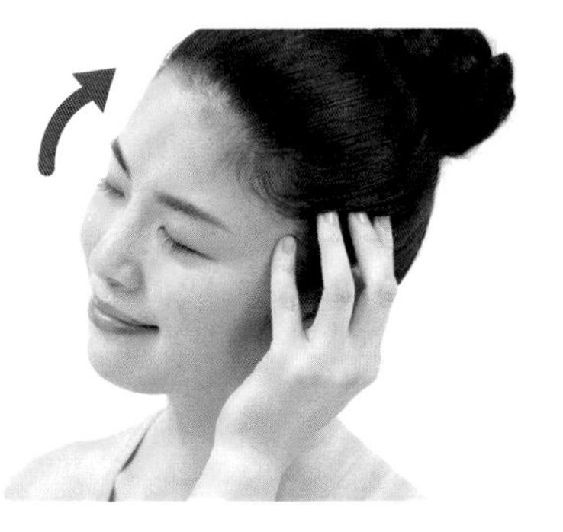

1 食指至小指輕貼於耳朵上方

頭部微微向左傾斜。左手食指至小指置於耳朵上方的顳部。大拇指置於耳朵後方，在自然姿勢下輕輕按壓。

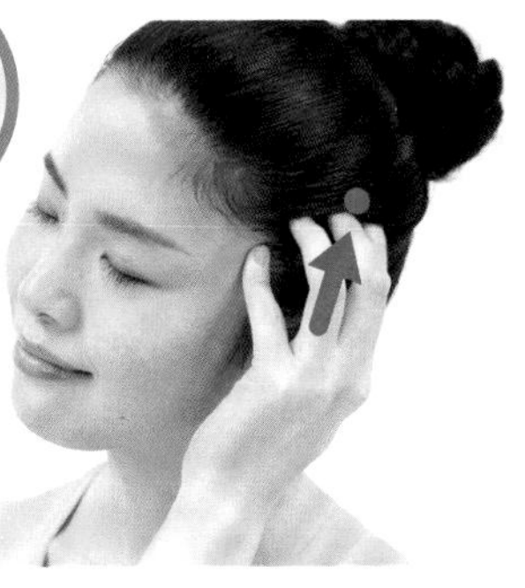

2 以手指指腹將耳上肌肉朝頭頂方向滑動

以食指至小指指腹將頭皮朝頭頂部滑動。維持這個姿勢30秒。滑動肌肉的時候並非按壓顱骨，而是想像將頭皮輕輕向上提起的感覺。以指腹輕柔地上下搖動頭皮，往返重複10次。對側也是同樣進行1～2的步驟。

衰老

原因肌 2 顏面肌

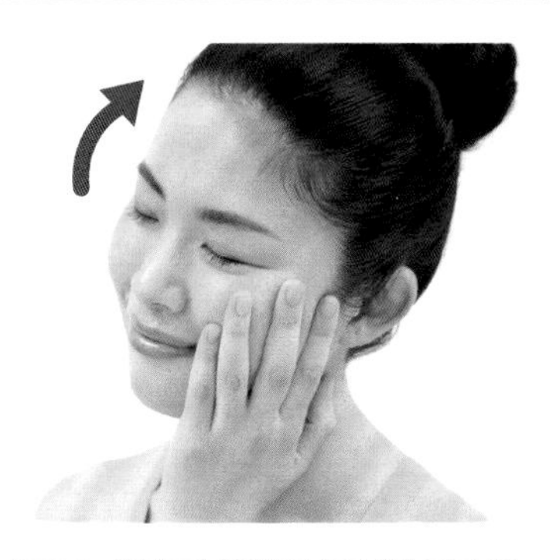

1 用3根手指溫柔地夾住臉部肌肉

頭部微微向左傾斜。左手的食指至無名指稍微張開，緊貼於左側臉頰上。透過3根手指互相靠攏的方式輕輕夾住肌肉。

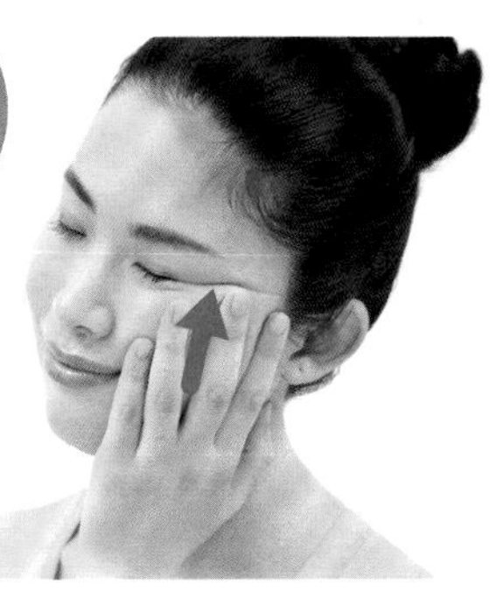

2 將臉頰肌肉朝上方滑動

整個左手掌輕輕扶著臉頰肌肉，並且朝上方滑動。維持這個姿勢30秒後，用手指夾住臉頰肌肉並輕柔地上下搖動，往返重複10次。對側也是同樣進行1～2的步驟。

COLUMN 4

針對太陽穴進行肌肉復位術，徹底消除眼睛疲勞

眼睛疲勞、伴隨疲勞而來的頭痛時，轉動太陽穴給予刺激是非常合理的處置方式。眼睛疲勞也是血液流動情況變差所致。血液循環不佳導致眼睛相關的肌肉緊繃，進而以眼睛疲勞和頭痛的形式呈現出來，所以放鬆太陽穴一帶的肌肉有助緩解症狀。

只要進行30秒的肌肉復位術，便能有效解決眼睛疲勞、模糊、沉重以及疲勞造成的頭痛。另外，對美容方面也有相當不錯的成效。消除浮腫，雙眼無神，眼睛周圍暗沉和黑眼圈情況也會隨之改善。建議工作空檔、早上化妝前、午休時間、離開辦公室前務必抽個時間操作一下。

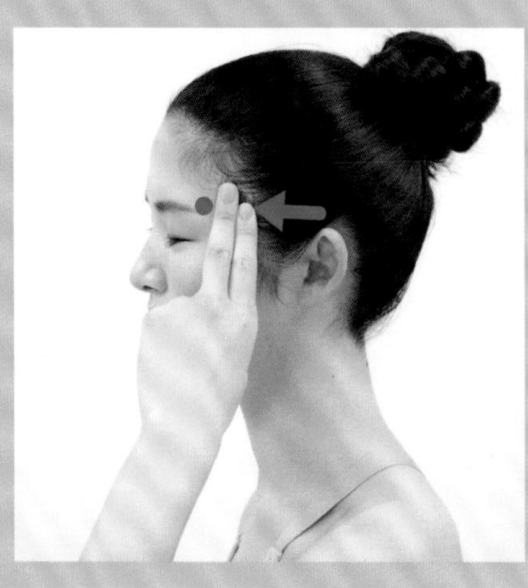

以食指和中指指腹輕輕貼於太陽穴上，接著朝眉尾方向滑動2～3公分，維持這個姿勢30秒，輕輕左右搖動10次。

附錄

疼痛消失了！
再次充滿朝氣！

肌肉復位術
改變了我的人生

有不少長年受到強烈疼痛、不適症狀所苦的人，經過黃老師的治療後，再次找回朝氣蓬勃的人生。親自拜訪這些見證肌肉復位術奇蹟的人，聽聽他們怎麼說。

原本是重度「垂頭症」……
僅僅一次的施術明顯改善不良姿勢

家庭主婦　石井美惠子女士（74歲）

見證人　姪女苅部美代子女士

初次拜訪黃老師治療院所的美惠子女士（根據見證者的發言，以插圖方式重現）。

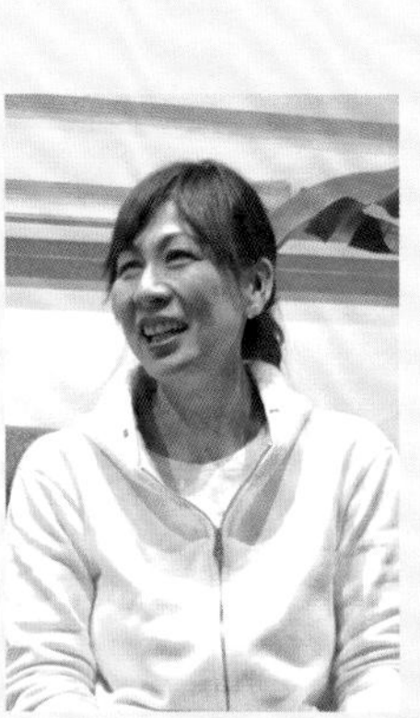

見證黃老師治療垂頭症嬸嬸的姪女部美代子女士。

原本叔叔和嬸嬸兩位老人家相互扶持作伴，但自從叔叔過世後，嬸嬸的「垂頭症」突然間劇烈惡化。頭部下垂得非常嚴重，幾乎只看得到地面而看不到前方。由於整個人的姿態改變了不少，來參加叔叔葬禮的親戚一時之間還認不出嬸嬸。另外也由於走路時看不見前方，老是撞到人或東西，所以身上到處是瘀青。

嬸嬸看過醫生和物理治療師，也量身訂做護頸保護頸椎，但症狀卻絲毫未能改善。久而久之，嬸嬸經常因為「身體這裡痛那裡痛」而漸漸討厭出門，當時甚至開始思考：「再這樣下去，一旦嬸嬸無法自行走路，可能只得住進護理之家了……」

當我和認識許久的黃老師提到嬸嬸的情況時，他對我說：「要不要帶她來給我看看呢？」於是，僅僅一次的施術治療，

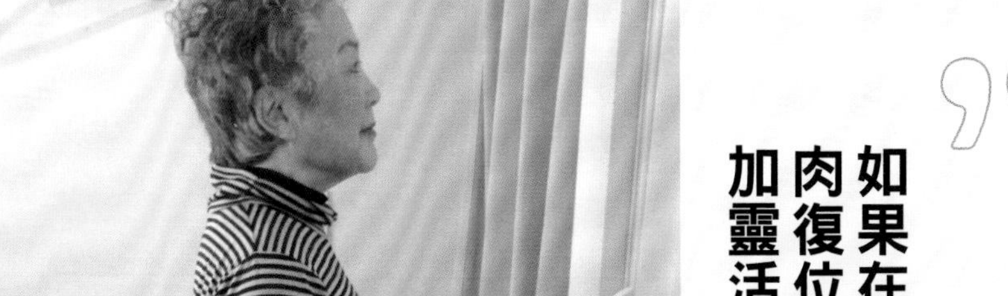

如果在家也能持續進行肌肉復位術，全身動作會更加靈活。

嬸嬸的背脊竟然再次打直，恢復原本模樣。嬸嬸瞬間變了個人似的，真叫我感到非常驚訝。

先前無論前往醫院就診或接受推拿按摩，得到的答案都是：「年紀大了，已經治不好了。」但黃老師一見到嬸嬸就笑著鼓勵她：「別擔心，妳還很年輕。」不斷為嬸嬸加油打氣。

或許嬸嬸自己也感到很開心，當黃老師對她說：「肌肉的活動性取決於個人的活動力。」她便立志在家裡也要自己持續進行肌肉復位術。肌肉復位術讓嬸嬸感到通體舒暢，所以無須特地提醒，嬸嬸也會自動自發在家裡照表操課。短短的1～2年，原本動彈不得的部位也漸漸開始有了活力。

嬸嬸原本是個枕頭換了位置就容易頭暈等身體不適、接受治療時會對他人的觸碰感到不安的人，但她現在都會開玩笑說「我是黃老師的粉絲」、「黃老師讓我感到很安心」、「黃老師的治療讓我通體舒暢」。

從初次接受治療到現在已經過了3年，嬸嬸依舊獨自居住，而且生活充滿朝氣，每天都活力十足。

頸部受傷讓我身心俱疲……

短短數分鐘，疼痛像作夢般消失無蹤

公務員　北村尚史先生（32歲）

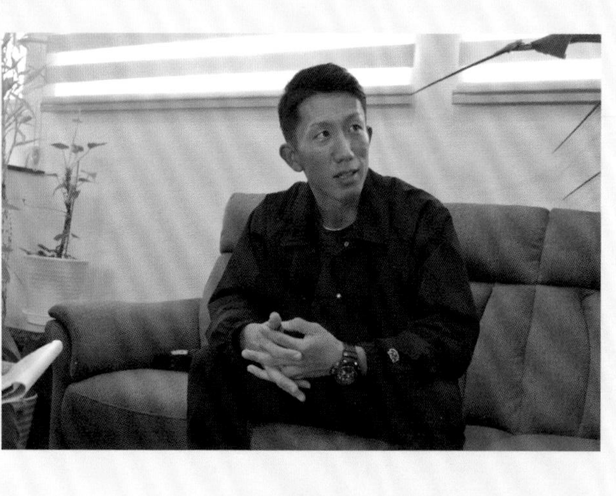

2年前在一次受訓中，我扭傷了脖子。

擔心之餘我前往骨科就診，接受MRI和CT檢查，但結果都是「沒有異常」。不過，我自己明顯感覺得到頸部移位，而且全身倦怠的感覺也遲遲無法消散。三天兩頭勤跑整復院、整體所，但症狀絲毫沒有改善。在這個時期我還得同時面對工作、養育小孩、重大災難，我深刻體驗到即使自己的身體狀況一切良好，這些也並非能夠簡單克服的難關，更何況當時的我一直深受不適症狀的折磨。我漸漸感到工作沒有價值，甚至也不確定自己是否還活著，整個人完全失去鬥志。我每天都在掙扎「想要找回以前的自己」、「現在的我不是真正的自己」，愈掙扎愈深陷痛苦之中。

正當我開始認真考慮是否辭掉工作的時候，對黃老師略有耳聞的妻子建議我：「要不要請黃老師看一下呢？」他是我們當地一位非常有名的老師，我原本已經做好心理準備要接受為期半年～一年的治療，但沒想到僅僅一次的施術就讓我的疼痛消失無蹤。在這之前的模糊視線也頓時如煙霧消散般明亮了起來，這真的讓我打從心底發出「哇啊！」的讚嘆聲。

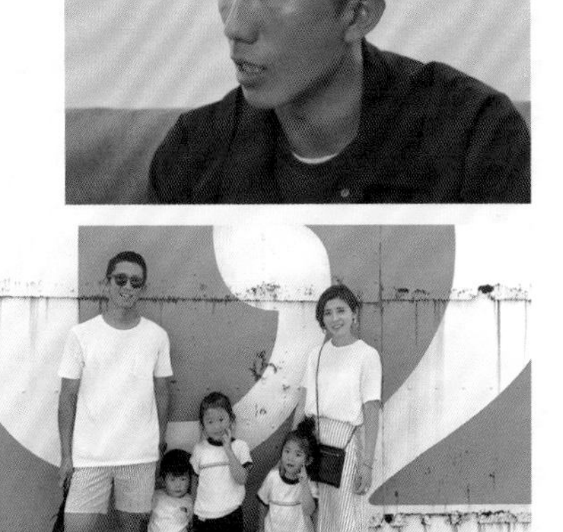

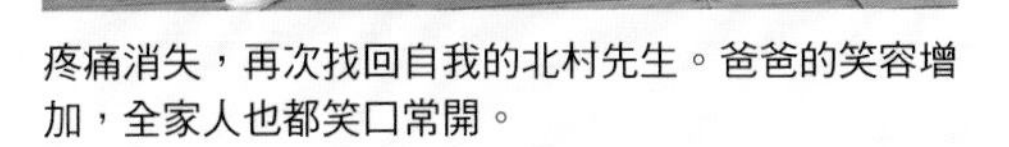

從中了解到感覺疼痛或僵硬時，首要之務是溫熱並放鬆肌肉。

疼痛消失，再次找回自我的北村先生。爸爸的笑容增加，全家人也都笑口常開。

我所從事的工作少不了艱苦的訓練，即便身體狀況良好，受訓結束後免不了全身疲累，但治療過後，我幾乎不會感到疲勞，真心覺得非常厲害。而且在下一次的預約治療之前，完全沒有出現其他疼痛現象。僅此一次的治療竟然有如此驚人的功效。於是我再次尋求黃老師的協助，直到完全治癒為止。

目前我的頸部已經完全康復，精神方面也重新振作，雖然我感到不可思議也摸不著頭緒，但聽完老師的說明：「這是因為放鬆頸部肌肉，自然能恢復自律神經的調節功能。心靈與身體會互相影響。」我終於懂了。除了家人和同事極力幫助我度過辛苦的每一天，我也衷心感謝黃老師的治療。

過去總以為肌肉僵硬時按摩一下就好，但我現在終於了解確實溫熱並放鬆肌肉，才能促使肌肉恢復原本狀態。現在感到疲勞或僵硬時，我便立即利用老師傳授的肌肉復位術放鬆肌肉，然後每個月一次請黃老師幫忙調整身體，當作自己的獎勵。

在辛苦的日子裡，我用心思考自己應該怎麼做，並且深刻體驗到若自己不能好好享受每一天，人生也不可能美好。這個經驗促使我成長，讓我深深感受到身體裡豎起一根強大的支柱。雖然受傷帶給我痛苦，卻是塞翁失馬。

附錄

從閃到腰的痛苦每一天……
華麗變身成享受運動之樂的強健體魄

飯店從業人員　西龜康宏先生（37歲）

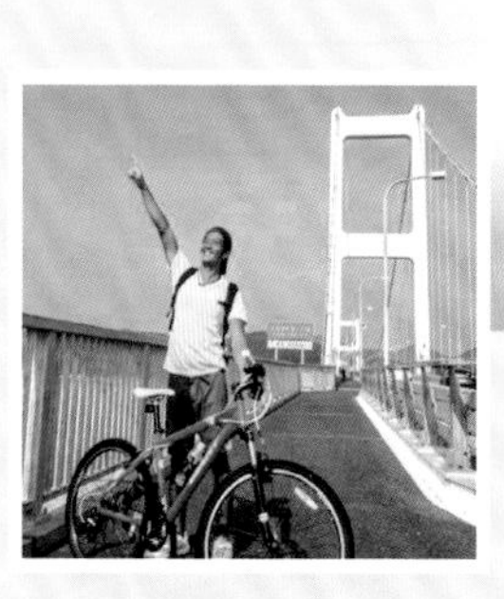

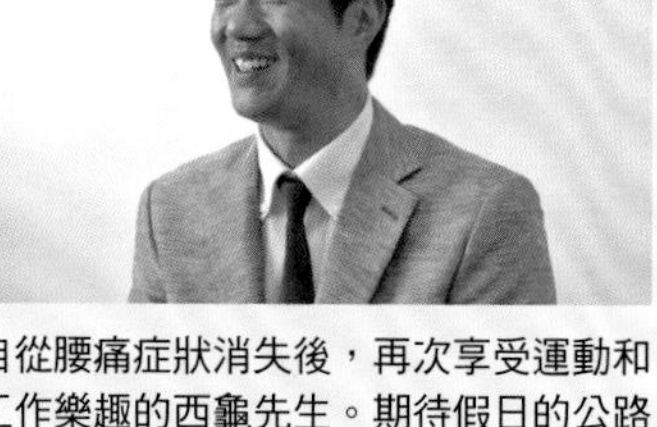

自從腰痛症狀消失後，再次享受運動和工作樂趣的西龜先生。期待假日的公路自行車之旅。

打從29歲以來3次閃到腰，慢性腰痛便如影隨形地跟著我。無論蹲著或站著，劇烈疼痛經常猛烈侵襲，導致工作表現每況愈下。然而身為飯店從業人員，我不能將疼痛寫在臉上，這實在是一件非常痛苦的事。另一方面，因為害怕疼痛和再次閃到腰，我不敢隨心所欲地活動身體，就連曾經最喜歡的運動也變得索然無味。到最後，每到假日只能忍痛捨棄運動，一整天掛在電腦前看動畫、看電影。生活只剩下家裡和公司兩點一線，整個人愈來愈消沉。由於實在過於痛苦，有一天我找上飯店附設治療院所的黃老師尋求諮詢，並請他為我治療。沒想到短短數分鐘的施術，疼痛完全消失了！而且我竟然能夠再次做到原本因為身體僵硬而無法做到的前屈動作，這著實令我大吃一驚。認識黃老師後，不僅提升了我對調整身體的觀念，也養成針對腰部和大腿內側進行肌肉復位術以放鬆肌肉的習慣。我再次找回對運動的渴望與自信，也重新開始原本因腰痛而放棄的單車行，現在一個月已經可以騎到200km左右。生活模式產生戲劇性的變化，除了面對工作時更有活力，每天也都過著從前完全不敢奢望的充實生活。

膝蓋痛到不能蹲……
僅僅一次的施術徹底解決問題

國中生　安達康晴同學（13歲）
見證者　母親雅惠女士

在棒球隊裡擔任捕手的兒子喊著「膝蓋好痛，蹲不下去」時，其實已經嚴重到無法跪坐。我們立刻帶他去骨科就診，醫師診斷為左膝髕韌帶炎。然而經過一個月的復健治療，卻完全沒有康復跡象。於是，在我公公的介紹下，我們拜訪了黃老師。

我本身任職於醫院，老實說，我對「整體」抱持懷疑的態度，但兒子在黃老師的治療下，僅僅一次就跟我說「不痛了！」這真的令我相當驚訝。

黃先生對我說：「康晴的腳部肌肉因過度緊繃而僵硬，建議每天進行復位術以放鬆肌肉。」從那天之後，我和我先生便持續以黃老師傳授給我們的肌肉復位術為兒子放鬆、摩擦小腿和大腿肌肉。剛受傷之時，兒子已經從候補名單中被剔除，原本也打算放棄棒球，但1個月之後，他的膝蓋完全康復，再次回歸棒球隊，目前也已經成為正規球員，盡情享受棒球樂趣。

兒子非常喜歡溫文儒雅的黃老師，也期待治療期間聽黃老師講中文。現在除了兒子，我也偶爾會請黃老師幫忙我調整身體狀況。真的非常慶幸能夠認識黃老師。

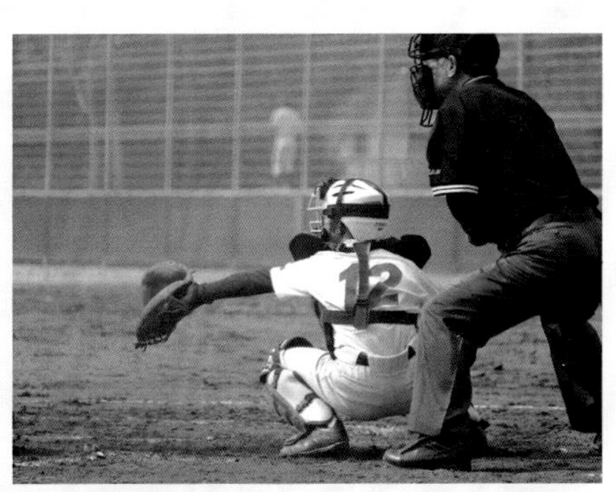

解決膝蓋疼痛問題後，每天活力十足上場打棒球的康晴同學。

考慮接受手術治療的重度風濕性疾病……

黃老師的施術讓我免受動刀之苦

大江久美子女士（68歲）

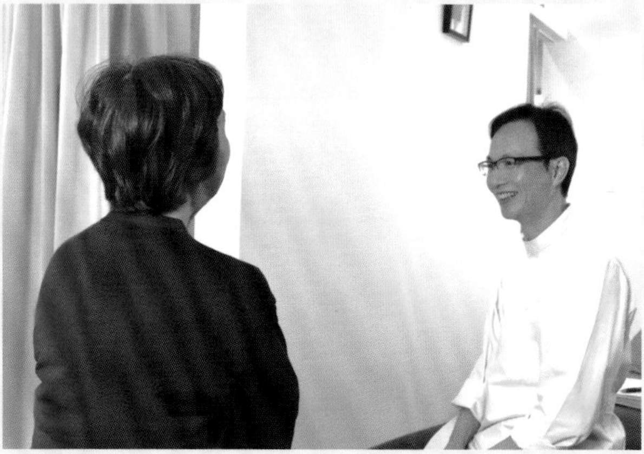

長年來深受風濕性疾病折磨的大江女士。現在不需仰賴藥物也能過得神采奕奕。

高中時期我曾因為罹患嚴重的風濕性疾病而休學2年。邁入40歲後，風濕性疾病復發了。疼痛讓我無法走路，為了尋求名醫的治療，我遠從廣島前往神奈川的醫院就醫，但我實在不想動手術，就在那個時候，我認識了黃老師。

初次診療時，黃老師對我說：「妳的脊椎S型弧度變形了。」接受黃老師的治療後，我的身體立刻放鬆許多，走路時雙腳也變得十分輕鬆。自從那次治療之後，身體狀況不再惡化，一直維持健健康康的狀態。

但或許是風濕性疾病的後遺症，每當疲勞蓄積時，雙膝會水腫，肩膀、頸部和手指會疼痛，因此目前仍維持每2週1次的頻率，前往黃老師的治療院所進行身體保養治療。另外，每當疼痛症狀出現時，便立即活用黃老師指導的肌肉復位術自我保養。久而久之都已經能夠自行掌握身體哪裡不舒服。

從現在開始，如何變老是自己必須面臨的一大課題，我希望自己的事情能夠自己處理，所以我會持續進行肌肉復位術，讓自己健健康康地活到最後一刻。

養成每天進行肌肉復位術的習慣……
多虧這個習慣，背部不再彎曲

佐藤和子女士（80歲）

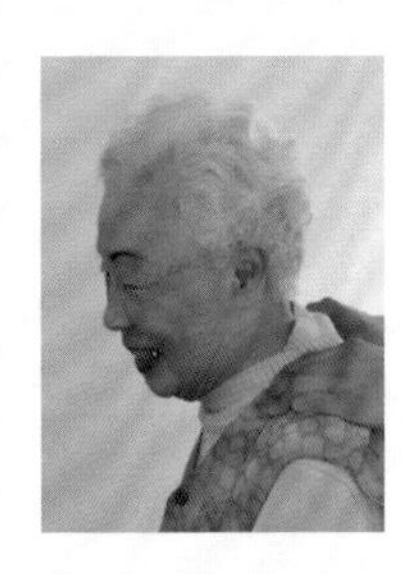

搬家時不小心脊椎骨折，整整3個月的時間，就連睡覺時間也必須穿戴背架保護脊椎，真的非常痛苦。那段期間在朋友的介紹下，我前往黃老師的治療所。黃老師不僅為我進行施術治療，也指導我許多自己做得到的放鬆方法，他說：「身體不活動會造成肌肉僵硬，就算目前只能動動手腳，也要積極活動活動，這樣肌肉才會逐漸變柔軟。」

脊椎完全康復之後，我聽從黃老師的建議，養成每天走路20分鐘的習慣。感到腰部疲累時，站著休息一下並活用肌肉復位術放鬆臀部和腰部，然後再繼續向前走。多虧這個習慣，我的背部才能持續維持挺直不彎曲。

黃式中國整復「爽體苑」

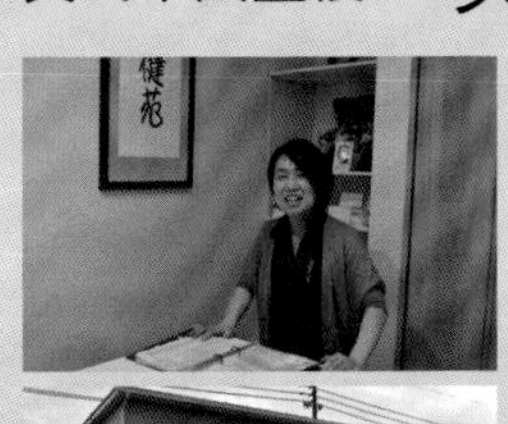

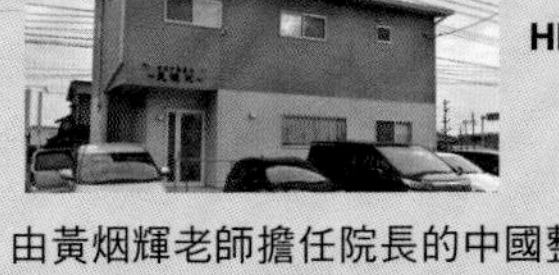

地址 広島県福山市新涯町1丁目38-5

電話 084-957-1553

營業時間 10：00～20：00（最晚報到時間19：00）

休息日 年底年初

HP https://soukenen.com/

由黃烟輝老師擔任院長的中國整復・中式按摩專門店「爽體苑」座落於廣島縣福山市。以獨自開發的技法放鬆全身肌肉，並且以安全的手法調整骨盆、脊椎歪斜，藉此改善長年久治不癒的疼痛、僵硬和不適症狀。除了中國整復術，還引進韓式汗蒸幕概念的「漢方蒸」和淋巴按摩。

依症狀分類的肌肉復位術 索引

透過本書介紹的肌肉復位術，有望緩和、改善以下所列舉的疼痛和不適症狀。建議大家針對自己感到苦惱的部位進行適當的肌肉復位術。

Model　福富ゆき（プレステージ）
髮型　TOM
攝影　石川咲希・田中達晃（Pash）、黃烟輝
封面設計　渡邊民人（TYPEFACE）
本文設計　清水真理子（TYPEFACE）
插畫　安久津みどり
編輯協力　長島恭子

30秒肌肉復位術
僵硬、疼痛瞬間消解

出　　版／楓葉社文化事業有限公司
地　　址／新北市板橋區信義路163巷3號10樓
郵政劃撥／19907596 楓書坊文化出版社
網　　址／www.maplebook.com.tw
電　　話／02-2957-6096
傳　　真／02-2957-6435
作　　者／黃烟輝
翻　　譯／龔亭芬
責任編輯／王綺
內文排版／洪浩剛
港澳經銷／泛華發行代理有限公司
定　　價／320元
初版日期／2021年11月

國家圖書館出版品預行編目資料

30秒肌肉復位術 僵硬、疼痛瞬間消解 / 黃烟輝作；龔亭芬翻譯. -- 初版. -- 新北市：楓葉社文化事業有限公司, 2021.11　面；　公分

ISBN 978-986-370-327-3（平裝）

1. 肌筋膜放鬆術　2. 徒手治療

418.9314　　110014681